100种珍本古医籍校注集成

厚德堂集验方萃编

清·奇克唐阿 辑

许 霞 校注

中医古籍出版社

图书在版编目（CIP）数据

厚德堂集验方萃编/（清）奇克唐阿辑；许霞校注．－北京：中医古籍出版社，2012.6

（100种珍本古医籍校注集成）

ISBN 978 - 7 - 80174 - 897 - 3

Ⅰ.①厚… Ⅱ.①奇…②许… Ⅲ.①验方 - 汇编 - 中国 - 清代 Ⅳ.①R289.349

中国版本图书馆 CIP 数据核字（2010）第 176055 号

100 种珍本古医籍校注集成

厚德堂集验方萃编

清·奇克唐阿　辑

许　霞　校注

责任编辑　黄　鑫
封面设计　陈　娟
出版发行　中医古籍出版社
社　　址　北京东直门内南小街 16 号（100700）
印　　刷　北京金信诺印刷有限公司
开　　本　850mm×1168mm　1/32
印　　张　11.75
字　　数　220 千字
版　　次　2012 年 6 月第 1 版　2012 年 6 月第 1 次印刷
印　　数　0001～3000 册
书　　号　ISBN 978 - 7 - 80174 - 897 - 3
定　　价　23.00 元

《100种珍本古医籍校注集成》专家委员会

《100种珍本古医籍校注集成》编委会

序 一

中医药是中华民族的瑰宝，在我国各族人民长期的生产生活实践和与疾病作斗争中逐步形成并不断丰富发展，为中华民族的繁衍昌盛做出了重要贡献。作为中国特色医药卫生体系的重要组成部分，至今仍在维护人民健康中发挥着独特作用。中医药天地一体、天人合一、天地人和、和而不同的思想基础，整体观、系统论、辨证论治的指导原则，以人为本、大医精诚的核心价值，不仅贯穿于中医药对生命、健康和疾病的认知理论和防病治病、养生康复的临床实践，而且深刻地体现了中华民族的认知方式、价值取向和审美情趣，具有超前性和先进性。随着健康观念变化和医学模式转变，中医药越来越显示出其宝贵价值、独特优势和旺盛的生命力。

中医药古籍作为保存和传播中医药宝贵遗产的知识载体，记载了几千年来医药学家防病治病的临床经验、方药研究成果和医学理论体系，是不可再生的珍贵资源，是中医药学继承、发展、创新的源泉，具有重要的历史、文化和科学价值。但是由于种种原因，中医药古籍的保护、整理与利用状况令人担忧。这些珍贵的典籍有的流失海外，国内已不存；有的尘封闭锁，不为人所知所用；有的由于多年的自然侵蚀和保管条件缺乏而面临绝本的危险。抢救和保护好这些珍贵的历史文化遗产已刻不容缓。

国家十分重视中医药古籍的保护、整理和利用。《国务院关于扶持和促进中医药事业发展的若干意见》明确指出，要做好中医药继承工作，开展中医药古籍普查登记，建立综合信息数据库和珍贵古籍名录，加强整理、出版、研究和利用，为做好中医药古籍保护、整理和利用工作指明了方向。近年来，国家中医药管理局系统组织开展了中医药古籍文献整理研究。中国中医科学院在抢救珍贵的中医药孤本、善本古籍方面开展了大量工作，中医古籍出版社先后影印出版了大型系列古籍丛书、珍本医书、经典名著等，在中医古籍整理研究及出版方面积累了丰富的经验。此次，中医古籍出版社确立"100 种珍本古医籍整理出版"项目，组织全国权威的中医药文献专家，成立专门的选编工作委员会，多方面充分论证，重点筛选出学术价值、文献价值、版本价值较高的 100 种亟待抢救的濒危版本进行校勘整理和出版，对于保护中医药古籍，传承祖先医学财富，更好地为中医药临床、科研、教学服务，弘扬中医药文化都具有十分重要的意义。衷心希望中国中医科学院、中医古籍出版社以整理研究高水平、出版质量高标准的要求把这套中医药古籍整理出版好，使之发挥应有的作用。也衷心希望有更多的专家学者能参与到中医药古籍的保护、整理和利用工作中来，共同为推进中医药继承与创新而努力。

中华人民共和国卫生部副部长
国家中医药管理局局长
中华中医药学会会长

2010 年 1 月 6 日

序 二

　　中医药学以临床疗效为基础，在累代实践、认识的观察链条中凝结着珍贵的生命科学知识。这些知识记载在中医药古籍文献中，如震惊世界科技界并获 1992 年中国十大科技成就奖之一的青蒿素就是受距今 1600 多年前晋代医家葛洪《肘后备急方》中记载启示研制成功的。因此可以说，中医药学的创新离不开古医籍文献。换句话说，中医药古籍文献是中医药学发展的源头活水。要想很好地发掘利用中医古文献，其前提就是对其进行整理研究。然而，大量古医籍未得到应有的整理和出版，中医古籍中蕴藏的丰富知识财富未得到充分的研究与利用，极大地影响了中医学的继承发展以及特色优势的保持与发挥。为使珍贵中医典籍保存下来，并以广流传，服务于中医临床、科研及教学，中医古籍的整理、研究及出版具有非常意义。

　　《国务院关于扶持和促进中医药事业发展的若干意见》指出，中医药（民族医药）是我国各族人民在几千年生产生活实践和与疾病作斗争中逐步形成并不断丰富发展的医学科学，为中华民族繁衍昌盛做出了重要贡献，对世界文明进步产生了积极影响。新中国成立特别是改革开放以来，党中央、国务院高度重视中医药工作，中医药事业取得了显著成就。但也要清醒地看到，当前中医药事业发展还面临不少问题，不能适应人民群众日益增长的健康需求。意见明确提出："做好中医药继承工作。开展中医药古籍普查登记，建立综合信息数据库和珍贵古籍名录，加强整理、出版、研究和利用。"

中医古籍出版社承担的"100 种珍本古医籍整理出版项目"，是集信息收集、文献调查、鉴别研究、编辑出版等多方面工作为一体的系统工程，是中医药继承工作的具体实施。其主要内容是经全国权威的中医文献研究专家充分论证，重点筛选出学术价值、文献价值、版本价值较高的100 种亟待抢救的濒危版本、珍稀版本中医古籍以及中医古籍中未经近现代整理排印的有价值的，或者有过流传但未经整理或现在已难以买到的本子，进行研究整理，编成中医古籍丛书或集成，进而出版，使古籍既得到保护、保存，又使其发挥作用。该项目可实现 3 项功能，即抢救濒危中医古籍，实现文献价值；挖掘中医古籍中的沉寂信息，盘活中医药文献资料，并使其展现时代风貌，实现学术价值；最充分地发挥中医药古代文献中所蕴含的能量，为中医临床、科研及教学服务，实现实用价值。

当前，中医药事业正处在战略发展机遇期，愿"100 种珍本古医籍整理出版项目"顺利进行，为推动中医药事业持续健康发展、弘扬中华文化作出应有的贡献。

中国中医科学院首席研究员 曹洪欣

2011 年 3 月 6 日

校注说明

《厚德堂集验方萃编》四卷，刊于清光绪九年（1883），清·奇克唐阿手辑。奇克唐阿，字慎修，清代长白（今吉林长白县）人。其幼读书，习举子业，凡农圃医卜之书无不异览，而谓其近于理可与儒术相参者莫如医。故供职部曹数十馀载，公馀之暇，专心于方术一途。其广集良方，且精探脉理。或见于古今载籍，或得于戚友传闻，皆详加选择，手录存之。又复按法制方施药材，以拯疾苦活人甚众。久之采撷既富，荟萃成书，颜曰《验方萃编》。

是书为验方辑录书，再经著者本人"屡试而屡验"之方分类汇编而成。诸方编次，有按病症部位分类，也有按疾病分类。部位分类包括头面、目疾、鼻疾、口齿、耳疾、须发、咽喉、脾胃、腰腿等诸症；疾病分类包括补益、痿症、痰嗽、痫症、风症、肿胀满盅、血症、黄疸、痞积、伤寒、瘟疫、感冒风寒证治；另有妇科、儿科、外科等证治。书后附有膏药、药酒方等。本书特点在于收方广，选方精，用药简便廉验，正如序言所云"用药尤有寻常易购，价廉工省者，虽至穷乡僻壤之区，马足船唇之地，靡不可仓猝立致以收其功"。

本次点校整理工作底本为中国中医科学院中国医史文献研究所藏清光绪七年辛巳（1881）开雕癸未（1883）刊

成之刊本，校本为中国中医科学院图书馆藏清光绪二十二年丙申（1896）上海珍艺书局石印本。改繁就简，加以句读，横排出版。作凡例说明如下：

1. 各版本不同时，选择采用本校、他校、理校等校勘方法。原著中冷僻的难读字，采用拼音加直音的方法注音；疑难词句，加以注释；如遇有缺笔残字，予以径改，不出注。

2. 诸本目录层次颇为混乱，今参存世诸本，整理目录，集中于书前。凡有文无目，或目录串倒与正文先后不符者，均互据增补，重新编排了总目录，以利查阅。

3. 为保持原著风貌，对书中涉及国家禁用的动、植、矿物药，不作删改，仅供参考；对原书使用的旧制计量单位，亦不作改动。

4. 对底本中的俗写字、繁体字，或明显笔误，一律予以径改为标准简化字，不出注。

5. 遇原书佚文脱字而无法确定者，以"□"标出，页末出注，存疑待考。

本次点校整理工作，承蒙中国中医科学院朱建平研究员悉心指导，特此致谢！

校注者

验方萃编自叙

　　古人云，不为良相，即为良医。盖医与相功虽异而济世之心则同。故上医医国，其次医人。顾其心之诚不诚，何如耳？昔秦越人专心方术，得上池水饮之，遂能视人之五藏六府。其于病也，不察于皮毛腠理之间，而察于神情形色之际。盖其心诚，故其术邃也。予幼读书，习举子业，凡农圃医卜之书无不异览，而谓其近于理可与儒术相参者莫如医。故供职部曹数十余载，公余之暇，专心于方术一途。纵观诸家方脉等编，每玩一编，皆悉心体验，务得其如何诊视、如何用方而后止。故其视病虽未如卢医之先识，而于望闻问切间毫无敢疏，每用一方辄屡试而屡验。厥后历数十年，将应验之方一一手录，都为一书，分其门而别其类，名曰《验方萃编》。夫良相之济世能医国者也，良医之济世能医人者也。予生不敏，窃谓立人达人之功未可倖致，不得不采辑诸方以济一世，并勒为成书，以传后世。是予之用心未敢与医国者争颉颃，而其济世之心则未尝不与良相之心同一恳恳也。后之君子，倘不以予为谫陋，取是编而斟酌之，或亦有裨万一云尔。

长白慎修奇克唐阿　手辑

杭郡梦莲周青旭　校正

同治四年清和上瀚　吉订

1

验方萃编①叙

医学自岐轩而后，《灵枢》玉版代有名篇。即分经辨证，按证制方，足以济人缓急者，如思邈《千金》、葛洪万卷，亦复指数虽终汗牛充栋致莫尚焉。然累累数千万言，只为医士作南车之引药饵。既多珍贵，购求维艰，篇帙亦嫌浩繁，披阅不易，遂使仁人博济之心反以是而隘其量，良可慨己。

先君慎修公，早捷黉②宫，继教国子，历官春农部曹，贤声焜燿屡达。

上闻特赏三品卫以知府归部选用，生平乐善不倦，凡有裨于世道者，每不惜财力以助其成。公余之暇，尤精探脉理，广集良方，或见于古今载籍，或得于戚友传闻，皆详加选择，手录存之。又复按法制方，施药材以拯疾苦，活人甚夥。久之，采撷既富，荟萃成书，颜曰《验方萃编》。盖数十年编订萃辑，虽未能一一遍试，而偶一施治即神效无俦。且其间选方用药，尤有寻常易购、价廉工省者。虽至穷乡僻壤之区、马足船唇之地，靡不可仓猝立致以收其功。即急等燃眉亦不至嗟兴束手，果能方与症对，自可药到病除，不医而愈，未始非卫生之

---

① 编：丙申石印本后有"谨"。
② 黉：（hóng 红）古代学校名。

2

捷径也。光绪乙亥春，余①奉命督粮江安，退食之余，抚摩手泽，见其平易近人，颇切时用，乃勉承先志，细捡全编，别类分门，依次编辑②。告成后，将欲付梓，以公同好。而适捧纶音，秉臬三晋，权绾藩条，继奉特旨，暂护抚篆，簿书鞅掌，兼顾未遑。越三年始获，重加雠校，付之手民③。非敢谓济世活人，溥功德于无量，但期恢之弥广，使④先君汲汲救世之苦衷不致泯没弗彰焉，则幸甚。

男峻峰松椿谨序于晋臬署六印堂监刻
光绪七年孟春朔　开镌

---

① 余：丙申石印本作"椿"。
② 编辑：丙申石印本作"检校"。
③ 手民：指木工。此指雕板排印的工人。
④ 使：丙申石印本作"庶"。

目　　录

厚德堂集验方萃编卷一

头疾总论

头乃诸阳之总会，六府清明之气，五藏精华之血，皆能朝会于高巅。故凡气之所运，血之所行，一有邪逆，即能上头而作痛，或蒙蔽其清明，使气不得上升；或壅塞其经络，使血不得舒畅，种种症候不一而止。景岳云，头痛一症，暂痛者必因邪气，久痛者必因元气。然暂痛、久痛亦有分别，暂痛者有外感头痛，亦有火邪头痛；久痛者有阴虚头痛，亦有阳虚头痛。且有暂痛而虚，久痛而实者。阴阳虚实之间，不可不详辨熟察，以究其所由。庶几因脉辨症，因症施药，而能应手取效矣。其恶寒、脉浮、清涕、咳嗽、脊背疼痛者，此寒邪之在表也，治宜疏散其内热。脉洪、振振痛而兼胀者，此火邪之在里也，治宜清降其水亏火动。发热、脉弦、痛而烦躁者，此阴亏血虚之故，治宜补阴。其遇阴则痛、遇寒亦痛、脉微而倦怠者，此阳衰气虚之故，治宜扶阳。其因外感风寒客入脑髓，或偏或正，或左或右，或耳鸣而烦闷，或目晕而转旋，又当分十二经之脉络，以察三阳厥阴。盖三阳之脉俱上头，厥阴之脉亦会巅，太阳在后，阳明在前，少阳在侧，此固各有所主，外感所当详辨也。若内伤头痛，又不可以三阳拘耳，症各有别，治各有方，聊录经验者数方，以备采择。

十二经头痛方

川芎　羌活　白芷　柴胡　苍术　石膏　蔓荆子防风　半夏　细辛　藁本　南星　天麻

上药各等分，引用甘草少许、姜三片、葱白一节，煎服。

太阳经头痛方

川芎　羌活　藁本　麻黄

各等分，煎服。

少阳经头痛方

柴胡　半夏各一钱五分　黄芩　东参　炙甘草各一钱

引用生姜三片、红枣二枚，煎服。

阳明经头痛方

升麻　葛根各一钱五分　白芍　甘草各一钱　石膏　白芷各一钱

引用葱头三个，煎服。

太阴经头痛方

苍术　半夏　南星　川芎　蔓荆子

上药各等分，煎服。

少阴经头痛方

麻黄去节　细辛　附子煨

各二钱，水煎服。

厥阴经头痛方

麻黄去节　羌活各五钱，去芦　吴茱萸四分　藁本　升麻　黄芪　蔓荆子　细辛　柴胡　红花　制半夏　黄连各三分，炒　黄芩　当归酒洗　黄柏　川芎　苍术各一钱，米泔水浸一昼夜，晒干，炒

水二碗，煎八分服。

治诸头痛方

生萝卜汁一蚬谷，仰卧，注鼻中，左痛注左，右痛注右，立愈。

治风湿头疼雷火神针方

川乌　草乌　闹羊花　艾绒　牙皂各五钱　雄黄　硫磺　桃树皮各三分　鹿香三分五厘

上药共为细末，调匀，以火纸二张，将药末并艾绒铺纸上，如火煤纸捲紧，再加火纸一张捲上，用红棉纸包固两头，以细麻线扎紧。用时从中切断，先用半截于油灯火上烧旺，再用桃红细布七层包固，两头紧抵患处。如疼另移别处，冷时再依前法烧热，三四次自愈。此方专治寒湿风痰，不论远年近日，其效如神。

偏头痛方

地龙去土，焙干加乳香末少许，用纸拈药点灯，以烟薰鼻孔即愈。

治头疼眩晕方

郁金　白芷　石膏　细辛　雄黄各一钱　薄荷二钱
芒硝　麝香各三分

共为细末，每用一分，吹鼻中即愈。

治六经头疼方

栀子炒　条芩炒　连翘　川芎　白芷　知母　黄柏酒
炒　薄荷　柴胡　桔梗　生地酒洗　香附米　石膏二匙
甘草　细茶一撮

上药各等分，水煎，食后温服，立愈。

治偏头风疼方

雄黄　细辛

各等分，研为细末，每用一厘，吹鼻中，左疼吹右
鼻，右疼吹左鼻，其效甚捷。

又方　生川芎二两　香附四两，去毛　共研细末，每
用一钱，清茶冲服，久服可以除根。

治头风兼眼痛方

雨前茶　川芎　白芷　防风　藁本　细辛　全归

上药称各等分，水煎温服，即愈。

治点头风方

当归五钱　川芎三钱　木通五钱　白芷二钱

上药用酒一大碗、水一大碗，煎至一碗，作三次服，立愈。

偏正头痛方

谷精草一两，研末，用白面和调，摊纸上，贴痛处，甚效。

又方　谷精草末、铜绿各一钱，硝石五厘，随左右畜鼻内，立愈。

气虚头痛方

人参　云苓　炙甘草各一钱　白术二钱，土炒

引用生姜三片、枣二枚，水煎服。

血虚头痛方

当归　川芎各三钱

水煎，食远温服。

气血两虚头痛方

黄芪一钱五分，蜜炙　人参一钱　陈皮　苍术　川芎
蔓荆子　细辛各五分　黄柏　木香　柴胡　升麻　炙甘草
各三钱

姜枣为引，水煎温服。

风热头痛方

川芎　白芷　煅石膏　荆芥穗

上药称各等分，为末，每服一钱，米汤送下。

寒湿头痛方

紫苏　川芎　花椒　雨前茶　葱头

水煎，薰头一刻，再以衣被覆身，汗出即愈。

半边头痛方

煅石膏　牛蒡子各三钱

共为末，调酒内，随量饮之，以有汗为度，其效甚速。

又方　香白芷、天南星各一钱，川乌、半夏各一分，共研末，水调，每服一钱，妇人加甘草一钱。

头痛身痒方

雄黄二钱　轻粉一钱五分　白矾　黄柏　川椒各二钱

醋二碗，煎半碗，去渣，以药擦痒处，即愈。

治头风方

白芷　川芎各三钱

共研末，用黄牛脑子一酒盅，同药入瓷罐内，加酒煮热，尽量饮之，睡后酒醒，其患若失。

又方　葛根一钱五分，柴胡、黄芩、黄芪、羌活、川芎、蔓荆子、白芍、甘菊花各一钱，黄连、炙甘草各八分，

6

藁本一钱三分，苍术一钱二分，升麻三分，葱头二个，水煎服，立愈。

又方　皂荚子七粒，薏苡仁三钱，奇良四两，先以水六碗，煎三碗，次以水四碗，煎二碗，服之立愈。生黄疮者，服此尤效。

又方　纯乌雄猪肥肚子一个，内装去心莲子半斤，煮烂，再加苍术、厚朴、甘草各一两，共研末为丸，白水送下。

治偏正头风方

茯神二两，捣末，每用二钱，以酒送下，不论男妇，数服。

又方　鹅不食草研末，吹入鼻中，连打数嚏即愈。

风热头痛方

荆芥　白芷　麻黄各一钱　陈皮八分　苍术二钱, 米泔水浸　甘草八分

水煎服。

血虚头痛方

川芎　当归各三钱　荆芥　防风　白芷　酒芩　薄荷　蔓荆子各一钱

水煎服。

湿痰头风方

酒芩三钱　苍术四钱　川芎　细辛各二钱　甘草一钱

共为末，用姜茶揩匀，调服。

风火头痛方

酒芩　陈皮　半夏　茯苓　甘草　薄荷　细辛　川芎
各等分，水煎服。

年久头风方

天麻煨　白芷　半夏汤泡　川乌去皮　南星各一钱　甘
草三钱

姜五片，水煎服。或为末，姜汤调服六钱，亦极效。

风热眩晕方

薄荷　川芎各一钱　荆芥穗六分　羌活　炙甘草　白
芷各五分　细辛　防风各三分

水煎温服。

风寒眩晕方

附子生　白术　川芎各一钱　肉桂　炙甘草

姜三片，水煎服。

暑火眩晕方

陈皮　半夏　茯苓　甘草　人参　白术　山栀　黄
连　川芎

各等分，水煎服。

风虚眩晕方

木香　砂仁各七分　白术炒　橘皮　半夏曲　茯苓各

8

一钱　丁香十四粒　炙甘草八分

　　姜三片，水煎，饭后服。如血虚，加芎、归、肉桂。

痰火眩晕方

　　大黄用酒浸后，九蒸九晒，研末，为丸，如绿豆大，每服百丸，食后临卧清茶送下，其效如神。

美颜去斑散

　　白芷六钱　轻粉三钱　樟脑三钱　麝香五分　明矾三钱
杏仁六十粒　冰片一钱　盐一两五钱

　　共为细末，用猪胰子一个，和药捣如泥，净面时擦之，久斑退而颜美矣。

玉容丸

　　甘松　山奈　细辛　白芷　白钦　防风　荆芥
僵①蚕　山栀　藁本　天麻　羌活　独活　密陀僧　枯
矾　檀香　川椒　菊花各二钱　红枣七枚，去皮

　　以上各药共为细末，用去净弦膜肥皂一斤同搋作丸。如秋冬间，加生蜜五钱。如皮肤粗糙者，加生牛骨髓三钱。早晚洗之，皮肤自然荣洁如玉，温润细腻，且一切男妇雀斑酒刺及身肤皮粗糙用以洗之，无不效验。

治癞风湿刺雀斑方

　　皂角　甘松　白芷各二钱　密陀僧　白附子　潮脑各

―――――――――

　　① 僵：原作"姜"，径改。

9

一钱　楮实子　绿豆粉各三钱

上药共为细末，水调，涂患处即愈。

玉肌散

治一切风湿，雀斑，酒刺，白屑，皮肤作痒等症。

绿豆粉半斤　滑石　白芷　白附子各二钱

共为末，水和，晚涂面上，次早洗去，久之，肌肤自润。

又方　七月七日午时，取甜瓜叶七片，直入北堂，面南立，逐片拭之，黡即灭。

妇人面黡方

李核仁去皮，研细末，用鸡子和如稀糖，晚间涂面，至旦洗去，后涂胡粉，忌见风，不过五六日即愈。

粉滓面黡方

桃杏仁各一升，用东流水浸七日，洗面六七遍，自愈。

治面上雀斑方

蓖麻子、密陀僧、硫磺各一钱，用羊髓和匀，夜夜敷之，即愈。

玉容散

专治男妇雀斑，汗斑等症。

潮脑　藿香　密陀僧　茯苓各一两　白芷五钱　胡粉花粉各一钱

10

上药共为细末，每用少许，临卧时水调搽面上，次早洗去。内加朱砂二钱、胭脂五钱、绿豆粉二钱，搽数日，姿容可爱；至十日，面如桃花。

治雀斑方

雀斑多因肾水不足之故，当以六味地黄丸滋养肾水，外用玉容散早晚擦之，渐愈。

点痣方

石灰一块、糯米一二十粒，用碱水调，盖碗内，俟米化烂，每日点两次，即灭无痕。①

眼目总论

眼目一症，虽有七十二种之辨，五轮六廓之分，皆非确实之论，徒滋疑惑。倘据以为凭，遗误实非浅鲜。大凡病目者，红为热，白为寒，痒则属风，涩则属气，继或红肿眩晕、翳膜昏花，症非一端而止，而究其所由，不过虚实尽之矣。切不可用针刀，偶得小愈，亦属侥倖，否则有贻患终身者矣。又不宜过用凉药，恐冰其血海则滞而不流，亦成痼疾也。且治妇人，尤宜慎之，盖方中多有伤胎坠产之药，临时自当除去，须以活血为主。若夫小儿眼疾，有实无虚，多热无冷，不过多食五辛热物

---

① 点痣方……即灭无痕：丙申石印本无。

11

以致目生瘴翳，只须清热败毒，不可用药吹点，恐血气未定，易伤其目也。如遇痘疹之后，毒气结于心肝，发于眼目，瞳仁散大，视物不明，是又不治之症也。聊录数方，其慎用之。

目疾通治方

荆芥　羌活　甘草　甘菊　防风　藁本　黄芩　山栀　赤芍　白芷　乳香　没药各一钱　全蝎三个

水二钟，煎一钟，空心服。凡患目者十余日内，急服二三剂无不立效。若妄为增减，则不验矣。

眼痛方

鸡肝一个，要不落水者　芙蓉叶一钱，炒干，研末　肉果五分，研末　龙胆草七分，研末

将三药末共入鸡肝内，饭锅上蒸熟，食之即初。瞎者多服亦能复明。

治目珠晚痛方

夏枯草　香附各二两

共为细末，每用一钱五分，清茶调服，即愈。

治虚弱眼痛方

全归三钱　生地　赤芍各四钱　川芎　甘草各一钱

水二碗，煎八分，空心连服三四剂，自愈。

治火眼方

当归　黄芩　连翘　菊花　山栀　生地各一钱　赤芍

柴胡　青皮　川芎　防风　龙胆草各八分　桔梗　羌活各
七分　黄连六分　甘草五分

引用灯心二十寸，水煎服。

治火眼赤痛方

猪胆一个，铜钱三文，同置盏内蒸干，取胆为丸，
如粟米大，安眼中，立愈。目赤者，以热水濯足便佳，
忌食犬肉、鸡、鹅、鸭、蛋、鱼等物。

明目补肾方

兼治筋骨疼痛等症。

小红枣十二枚，冷水洗净，去皮　甘枸杞子三钱　小马料
豆四钱

水二碗，煎一碗，早晨空心连汤服，立愈。

明目方

甘枸杞子三钱　菊花七朵，去蒂

每早白水调服，眇者久服可以复明。

治眼肿暴痛方

青布一块，用水洗净，干后再用生姜汁、白矾末涂
布上，搭眼胞顶，闭目少顷，泪出痛即止，肿亦渐消。

治风烂眼方

腌白梅一个，去核，入绿矾少许，川椒三十粒，用
五铢钱两个夹之，以麻绳扎住，无根水浸过，洗之自愈。

若小儿出痘时患此，再加马料豆，一岁一粒，投水中。

又方　煅白矾一两、铜青三钱，研末，水泡，俟澄清洗之。

治眼弦湿烂方

蚕沙用真麻油浸一二日，取出研末，拭眼皮上，无论大人小儿，远年近日，拭之即愈。此方又名一抹膏。

治风痒流泪眼弦湿烂方

生姜一块，用银簪插入即拔出，点眼角，其效如神。

治烂弦倒睫方

青矾火煅出毒，研末，水泡，俟澄清洗之，即愈。

治疳眼方

海螵蛸、牡蛎各等分，研末，以水为丸，如皂角子大，每服一丸，用猪肝一个，米泔煮熟，和肝食之，立愈。

又方　羊肝、珍珠草同煮，食之甚效。

治眼流冷泪方

菊花　密蒙花　石决明　白芍　甘草　木贼去节
白蒺藜去刺

各等分，为末，每服二分，渐加至二钱止，茶调送下。或睡初醒时，以不语唾搽之，亦极效。

治肝热生翳方

楮寔子研细末，每服一钱，饭后蜜水送下，楮寔即谷树子。

治眼生翳膜方

荠菜根叶洗净，焙干为末，水调洗之，再用米泔点眼角，涩痛忍之，久则翳膜自退。

火眼暴痛方

荠菜根捣汁，点之即愈。

眼中起星方

荸荠搋如泥，水调，铺纸上。候①干刮取，点患处即愈。

眼生云翳方

鲜菖蒲研汁，点之，神效异常。

又方　鹅不食草塞鼻中，随时更换。一二日内可以复明。

治肝虚目翳白睛俱赤方②

海蚌壳烧成灰　木贼焙干

各等分，为末，用姜枣水熬过，连渣日服二次，极效。

---

① 候：原作"侯"，据文义改，下同。
② 方：原作"中"，据丙申石印本改。

15

治浮翳粟翳雾膜遮睛方

生白盐研细末，用大灯草挑盐少许，轻手点翳上，不疼不痛，勿惊勿慌，其效甚捷。

又方　用青鱼胆轻轻点之，立愈。

又方　雀粪取小直者，以人乳调之，置眼中极效。若赤线贯瞳人及弩肉、青盲眼，点之亦效。

又方　白矾一升，水四碗，用铜器煎半碗，再加蜜少许，以绵滤过，每日点三四次，即愈。

按白矾能去膜，铜以制肝，取金能克木之义也。

又方　夜明砂研末，入猪肝内，煮熟，饮汁，即愈。

嗅鼻去翳碧云散

治一切目赤肿胀，羞明昏暗，隐涩疼痛，眵泪风痒，鼻塞，头痛，脑酸，外翳拔睛诸症。

鹅不食草二钱，晒干　青黛　川芎各一钱

共为细末，含水一口，以少许嗅入鼻内，泪出为度，奇效异常。或用鹅不食草一味嗅鼻内，亦效。

治目中风翳作痛方

薤白截断安膜上，少顷去之，数次后痛止膜消。

按：薤菜味辛，能散血行气，故可以去膜也。

治青盲不见方

夜明砂炒黄　糯米各一两，炒黄　柏叶一两，炙

共研末，用猪胆汁和为丸，如梧子大，每夜卧时服

16

二十丸，竹叶汤送下，至五更时再服二十九丸，极效。

治青盲雀目方

石决明一两，煅　苍术二两，去皮

共研末，每服三钱，再用猪肝一个，劈开入药其内，用砂锅煮熟，以气薰目，俟冷，食其肝并饮其汁，自愈。

又方　夜明砂三钱，水淘净，瓦上炙黄　石决明三钱，火煅存性

共为末，用猪肝四两，以竹刀分数片，涂药末于上，用湿纸包紧，焙干，食之，奇效异常。

又方　海螵蛸半斤，研末，用黄蜡三两，化水和药成饼，如钱大，每服一饼，以猪肝煮汤送下，并食其肝，亦效。

又方　真紫芥菜子三钱，炒黑，研末，用羊肝一个，分切八块，将药末置肝上，煮熟，冷食极效。

又方　青羊肝一个，用淡醋煮熟，食三五次即愈。治小儿尤效。

又方　谷精草一两、羊肝一个，同入瓦锅内煮熟，食之，忌见铁器。如小儿不肯食，即研末为丸亦可。

又方　甘菊　黄莲各三钱　夜明砂七钱　其研末，水为丸，如梧子大，每服七丸，盐水送下。

拳毛倒睫方

木鳖子一个，去壳，研末，用绵物裹紧，左眼塞右鼻孔，右眼塞左鼻孔，一二夜其毛自分。

治弩肉攀睛方

浮萍草研末，入冰片少许，贴眼上，即愈。

治目中弩肉赤肿瞳人障蔽方

白丁香研末，以初胎男子乳调匀，敷眼上，可以去障消肿，兼治面上雀斑、酒刺。

治飞丝入目红肿作痛方

取笆上头泥少许，点入眼角，飞丝即出，红肿亦渐消散。

又方　菖蒲研末，置鼻孔内，左患塞右，右患塞左，亦极效。

又方　用刀刮指甲末少许，以唾和匀，点之，其丝自聚而出。

又方　明矾一两，研末，用水调碗内，以舌浸之，其丝从舌上出，奇甚验甚。

又方　用灯草调指甲末，点眼上，即出。如尘土等物亦效。

治蛛丝入目方

旧墨磨浓，新笔蘸墨，点眼角内，少顷用手轻挑即出。如丝未尽，再磨墨点之。

治麦芒入目方

煮大麦汁，洗之即出。

治诸物迷目方

东墙上马齿苋烧灰研末，点眥头，少顷即出。

治偷针眼方

以丝线系中指根，左目系右，右目系左，一宿即出。此症属肝脾二经火甚故也，此方神妙异常，屡试屡验。

洗眼方

将自己小便乘热拭洗，闭目少顷，极效。

又方　六月六日用顶上白盐，又雪水淋过，存之，遇有眼目肿痛等症，泡汤热洗，验甚。即用寻常盐泡洗之亦可，但不可用冷水耳。

又方　川连、当归、朴硝各一钱，明矾三分，杏仁七粒，去尖，研如泥，郁李仁四十九粒，去壳，研烂，铜青三分，水二碗，煎一碗，再加人乳一酒盂，先熏后洗数次，即愈。

又方　法皮硝六钱，洗净水一碗，煎七分，俟澄清洗之。即年老昏暗，洗之亦可复明。但洗之日，必须斋戒诚敬，寡欲清心，方能应验如神。

每月吉期开后：

正月初一、二月初一、三月初四、四月初四、五月初五、六月初一、七月初五、八月初一、九月十三、十月初二、十一月十六、十二月初一，闰月照前月日期。

神传洗眼方

上好皮硝六钱，清水一碗，煎八分，按每月吉期①洗之，无论红肿瘴翳、年久瞽者，洗之无不效验。

正月初五、二月初一、三月初三、四月初九、五月初五、六月初四、七月初三、八月初一、九月十三、十月十三、十一月初一、十二月初四，闰月照前月日期。

又方　当归、白芍、铜录②、皮硝、川连，上药各等分，用水三碗，煎一碗装，入瓷瓶内，封口埋地下三尺许，不论大小月，建数至二十一天取出，盛磁器内，不拘多少，洗之，神效异常。

山西太原府学官某，年十九岁，两目失明，多年莫愈，偶遇一道士，传此方，洗之即愈，学官即遍传此方，以活多人，得此方者慎勿隐秘弗传焉则幸甚。

又方　五倍子，秦艽，桑叶，槐枝，菊花，艾叶，冬青皮各等分，水煎洗之。凡翳膜赤烂，不拘几日，洗之立效。

又方　当归稍一钱，杏仁七粒，去皮尖，研末，郁李仁四十九粒，去皮，研碎，防风一钱，黄连一钱，黄柏一钱，铜录三分，明矾三分，用河水煎汤，浸一宿，温洗立愈。

又方　采冬月桑树未落叶，煎汤洗之，甚验。

又方　归须四分，炉甘石四分，枯矾一分，铜录一分，

---

① 期：丙申石印本作"日"。

② 录：通"绿"。下同。

上药其研细末，用白绢包作二小包，称匀，泡白滚水内，洗之，屡试屡验。

点眼方

羊肝一个，剖开，入蜂蜜一钱，用线扎紧，两手揉匀，白水煮少顷即取出，再用凉水浸半日，去水，以胆汁点之，无论七十二种眼疾，点之皆效，验如神。

又方 用猪胆数个，炼膏，每用少许噙口中即愈，或水调服，或用汁点之，皆效。

又方 青鱼胆名水精，人乳名人精，蜂蜜名百花精，青羊胆名百草精，以上三药装入羊胆内，挂通风处，四十九天收起，点眼角内，名曰四精膏，无论风热眼症，皆效验如神。

治火眼方

甘草一钱　防风一钱　荆芥一钱　柴胡一钱　大黄一钱黄芩一钱　细辛二钱

水二碗，煎八分，温服。

洗红肿眼方

桑白皮　木贼　防风　归尾　黄连　侧柏叶　生地各等分，煎汤，滤清，洗之极效。

洗乍发眼方

黄蛇草一名千里光，煎汤洗之，甚验。

热眼薰洗方

当归　赤芍　生地　凌霄花　黄柏　黄连　红花　谷精草

各等分，煎汤，俟冷，薰洗即愈。

治眼痛方

甘菊花三钱　谷雨茶五钱　炒栀子一钱　炒枯芩一钱

水煎服，不拘久暂眼痛，无不效验。

十全神曲丸

此方专能明目，百岁可读细字，常服有效。

神曲四两　朱砂一两，醋煅碎

共为细末，以蜜为丸，如梧子大，每服一钱，饭后茶送下。

治年老昏花方

人参　黄连各一钱

用人乳一碗，浸七天，去药，将乳用银钟隔水炖，一炷香为度，临用以银簪或骨簪挑乳点眼角，极效。

退云散

专治两目翳膜、朦蔽、瞳子等症。

当归　生地　白菊花　木贼　谷精草　羌活　白芷　大黄酒炒　黄柏　石决明　蔓荆子　龙胆草　连翘

各一钱，水煎，饭远服。

22

明目散

薄荷　甘草　天麻　荆芥　防风　甘菊花　当归
连翘　枸杞子　川芎　白芷　密蒙花

上药各等分，合研细末，每用三钱，清茶送下。

洗肝明目散

归尾　川芎　生地　赤芍　黄连　黄芩　栀子　石
膏　连翘　防风　荆芥　薄荷　蔓荆子　菊花　白蒺藜
桔梗　甘草　草决明

上药各等分，水煎，饭后服。如光圆而痛甚者，加
川乌；如有翳障者，加蒺藜、木贼，去赤芍、防风；如
肝火甚者，加胆草、柴胡，去薄荷；如大便秘结者，加
大黄、川芎、桔梗。

清心明目方

川羌活一钱五分　防风一钱五分　炒栀子一钱　归尾一
钱五分　芍药八分　白菊花一钱　白茯苓一钱五分　蝉蜕一
钱①，去足翅　谷精草一钱　木贼一钱二分　川芎八分　甘草
八分

水二碗，煎八分，早晚饭后服，常服尤效。

又方　细辛六分，防风一钱，知母一钱，茺蔚一钱，车
前子一钱，黄芩一钱，桔梗七分，白菊花一钱，白蒺藜一钱
五分，黑参一钱，黄柏一钱，水一大碗，煎八分，渣煎六

---

① 钱：原脱，据上下文补。

23

分，早晚饭后服，常服尤宜。

补肝丸

羚羊角一钱　白茯苓　细辛　人参　羌活　元参
车前子　黄芩　楮实子　石斛　夏枯草　防风各五钱

共为末，米汁调服，每服三钱。

收肝散

白菊花　生地　白芍　茯苓　细辛　防风　柴胡
柏子仁　甘草

各等分，半酒半水煎服。

治肝经受伤方

川军　蝉蜕　防风　白芍　当归　茯苓　元参各五钱
白菊花　荆芥　栀子各一两

灯心一撮、淡竹叶七片，每用二钱，水煎八分，温服。

猪苓散

治目有黑花如蝉飞者，极效。

猪苓　茯苓　滑石　阿胶　泽泻

上药各等分，不拘时水煎，温服。

又方　当归一钱，白芍一钱，茺蔚八分，木贼七分，白菊花八分，黑参一钱，甘草六分，丹皮七分，水煎，早晚饭后服。

又方　天门冬一钱，赤芍一钱，防风一钱，甘草七分，

24

生地一钱，郁金一钱，栀子一钱，红花八分，乃京一钱，水煎，早晚饭后服。

眼目肿痛方

川连三钱，酒炒　白蒺藜五钱　川芎二分　木贼二分
蝉蜕三个　谷精草二分　黄参一分　石决明二分　柴胡三分
胆草三分　连翘三分　桔梗四分　甘草二分　绿豆皮三分
牛子三分

水二碗，煎八分，饭后服，数十剂即愈。或用术米一把，水浸半日，取出，再肥皂中泡如炭色，研末，调菜油，抹痛处，亦极效。上方如痘中生翳自内发者加荆芥，自外生者加龙胆草，目红睛者加桑白皮、杏仁、密蒙花，目角痛者加栀子，目根痛者加薄荷。

治两目夜视不明方

羯羊肝一个，勿沾水，勿沾铁器，以竹刀切开，入谷精草末于瓦罐内煮熟，不时服之，即愈，用黑羊更妙。

明目地黄丸

生地黄酒洗　熟地各四两　知母盐水炒　黄柏酒浸　枸杞各二两　独活一两　菟丝子酒制　川牛膝酒洗　沙苑蒺藜各三两

上药研细末，炼蜜为丸，如桐子大，夏月淡盐汤送下，余用黄酒送下。

制眼药法

拣顶上芦甘石打碎，如绿豆大，入铜锅内，用童便

浸二指深，以桑柴火煮之，尝有咸味即止，取出四两，名为龙砂；又取九两，入罐内封口，桑柴火蒸半炷香时，候冷取出，名为五烹；再将蒸过甘石四两研细末，名为五烹虎液。

荆芥　薄荷　紫苏　防风　羌活　连翘　蕲艾　苍耳子　槐角　赤芍　黄连　千里光　猪胆　荣木　藁本冬桑叶　牛蒡子　茺蔚

上药各三钱，入铜锅内熬汁，去滓澄清，再将药渣熬之，侯冷，再入姜汁三钱，合五烹甘石同煮，少顷取出，焙干，名虎液；又将前出四两龙砂用千里光、蚕砂、柴灰各二升，以童便烧滚润湿，用皮纸托着，再以童便烧滚，滴汁二三碗，入甘石于汁，装罐内封固，煮半炷香时，候冷取出，乃名真正龙砂。

配合眼药法

龙砂五分　虎液三分　五烹二分　冰片一分二厘
共为细末，研至无声为度，一切障翳点之即愈。
又方　朱砂一分，龙砂二分，五烹二分，冰片六厘，研极细末，装入瓷瓶内，一切风热赤障痒痛，点之立效。

光明眼药方

芦甘石　防风　荆芥　黄连　黄柏
水五碗，煎至两碗，将甘石取出，烧红九次，焙干，研细末，点之极效。

精配眼药方

芦甘石三钱　片脑三分　朱砂六分　硼砂六分　白丁香一分

共研极细末，收入瓷瓶内，一切风热内外障，点之极效。

拨云散

制芦甘石六分　片脑一分　空青二分

研细末，点之可去眼中云翳，屡试屡验。

鼻症总论

鼻为肺窍，凡五藏六府之火，四时不正之气，一入于肺即发见于鼻，或窒塞而不通，或涕流而不止类，皆始于肺也。然其症有二：一由于风寒外感，经络壅塞，以致清涕喷嚏，治宜解表散风。一由于内火上炎，以致浊涕壅塞，治宜清降。若见稍愈，便宜滋阴益水，久之自安。若夫酒皶鼻赤，肺有湿热；薰蒸面鼻，血热而然；又有色变红紫而生皶疣者，此肺经素多风热也。聊录数方，以备择用。

鼻渊方

此症一名脑漏，因风凝入脑门，与太阳湿热交蒸，乃成是疾，或流清涕，常湿无干，服此方甚效。

白芷一两　苍耳子炒　辛夷仁各二钱五分　薄荷五钱

上药共研细末，清茶调服，即愈。

又方　鹅不食草少许，塞鼻孔内，即止。

又方　藿香叶一两，研末，用猪胆一个，同熬成膏，每服二钱，饭后白滚水送下。如日久头眩虚晕，须服补中益气汤以滋阴壮水。

治控脑砂方

此症鼻中时流黄水，其味甚臭，缘虫食其脑也。用丝瓜藤近根三五尺，烧存性，每服一钱，温酒送下，痊愈即止，不可多食。

治鼻塞方

通草、细辛、附子各一钱，以蜜为丸，绵裹塞鼻中，无论外感内火，塞之立通。

治鼻红方

用好陈酒烫热，自足浸洗至膝踝，以汗出为度，甚者可洗至半身，即愈，屡试屡验。

又方　青蒿捣汁服之，渣塞鼻中，甚效。或用孩儿菊捣汁和酒服之，渣塞鼻中，亦极效。

又方　鸡子清食数粒，红自退。

又方　发烧成灰，井水调服一钱五分，再用发灰少许入麝香数厘，吹鼻中，外以纸一张，作八摺，冷水浸湿，置患处，以微火熨斗熨至一二重纸干即止，甚效。

又方　麦冬二钱，白芍，荆芥，山栀各一钱，炒，连翘七分，炒，生地一钱五分，甘草四分，水煎温服。

28

又方　用刀刮指甲末吹鼻中，极效。

又方　用生姜汁磨墨置鼻内，即愈。

治鼻血不止方

生地、麦冬各五钱，水煎服即止。

又方　人乳、童便、老酒同煮，热服尤效。

治鼻痔方

瓜蒂炒　甘遂各四钱，炒　枯矾五分　松香五分

共为末，香油和匀，成①丸，每用一丸入鼻内，点痔化为鼻水，一日一次，自烂下。

治妇人经逆行鼻流血方

用韭菜汁，服之即止，其效无俦。

治瓮鼻塞肉方

枯矾研末，绵裹塞鼻中，数日自消，如鼻中肉垂臭不可近，痛不可摇，用卤砂少许吹鼻中，自化为水。

治酒渣方

苦参、当归各四两，洗净研末，酒糊②为丸，如桐子大，饭后热茶服八十丸，药尽即愈。

又方　用谷树脂不时搽涂，久之自散。

又方　凌霄花、山栀各等分，为末，每服二钱，茶

---

① 成：原作"存"，据丙申石印本改。

② 糊：原作"湖"，据文义改。

送下，日服二次，数日即消散无痕。

治鼻疮方

百草霜研细末，每用三钱，冷水调服，立愈。

又方　杏仁去皮尖，乳汁和搽，极效。

又方　桃叶嫩心杵烂，塞之即愈，如无叶用枝亦可。

口舌总论

口为脾之窍，舌者心之苗。凡口舌生疮，皆由上焦多热，治宜降火清热，方能见功。然亦有多服清凉毫无少效者，盖因酒色劳倦过度，以致中气不足，虚火上炎，或补心脾，或滋肾水，反而治之，方可全愈。故虚实寒热之间，不可不详辨也。若夫舌下肿出如舌者，名曰重舌；舌上肿而硬者，名曰木舌。总皆上焦火盛之故。如遇此症，急以针刺舌尖，泄其毒血，内用清热降火之剂，服之自愈，切勿误投补剂，以益其火，慎之慎之！

治脾虚口疮方

人参　白术　附片　甘草　干姜

上药称各等分，水煎温服。

又方　黄连、干姜各等分，研末敷患处，涎流即愈。

又方　人中白七分，枯矾三分，研末敷之，极效。

又方　用青铜钱二十文，烧赤投酒中，少顷取出，服酒自愈。

又方　用生姜汁漱口，数次即愈。

治口疳疮方

红枣十枚，烧存性，加梅片二分，敷患处，即愈。

治口破方

滑石一钱　辰砂三钱　冰片二分
共为末，敷之。兼治牙疼、鹅口。

治口烂方

生明矾为末，敷之极效。或噙口中良久，以水漱之，亦可。

治口唇肿痛方①

用瓷锋刺破出紫血，再以古铜钱磨猪油，搽之即消。或用大黄猪胆搽之，亦极效。

治口唇燥裂方

橄榄泡汤服之，再取核中仁，研烂敷患处。或用胭脂敷之，亦极效。

治口中生蕈方

用陈醋漱口，再以茄母、灰飞、盐各等分，米醋调稀，不时擦患处，自愈。

---

① 方：原无，据丙申石印本补。

治口臭方

丁香　藿香　麝香　香附　甘松　益智仁　零零香
当归　桂心　白豆蔻　槟榔　白芷

各等分，以蜜为丸，如桐子大，每日噙口中五丸，化之，其臭渐退。

又方　甜瓜子杵为末，蜜和为丸，每早漱口后含一丸，自愈。

治舌上出血方

乌贼、蒲黄炒、研末，敷之即止。

又方　槐花炒黄，研末敷之，亦极效。

治舌肿满口方

蒲黄研末，敷之立消。或用锅脐煤研细末，白酒调匀，敷患处，亦极效。

治重舌木舌紫舌方

黄连　山栀　荆芥　黄芩　连翘　木通　薄荷　牛蒡子各一钱　甘草五分　灯心二十寸

水一碗，煎八分，饭后温服，自愈。

又方　薄荷研末，用米醋调匀，敷舌上，涎流自愈，忌煎炒食物十数日。

治舌出不能入方

草麻油蘸纸上烧烟熏之，渐①消。

治舌长过寸方

顶上梅片，研末敷患处，渐缩。

治舌上生疮方

青黛三钱、黄柏六分，研末，香油调敷，即愈，再用后方服之。大黄　山栀　连翘各一钱　防风五分　甘草八分　灯草七分

水煎，空心服。

治口疮方

黄柏　薄荷　青黛　孩儿茶　瑞香花　石榴花
各五分，共研细末，加冰片三厘，搽之立愈。

治重舌木舌方

僵蚕研细末，吹患处，痰吐即愈，屡试屡验。

治舌上生疮方

黄柏一两　青黛三钱　肉桂一钱　冰片二分
共研极细末，收存瓷瓶内，每用少许吹之，神效异常。

---

①　渐：丙申石印本作"自"。

治食韭口臭方

饭后食沙白糖少许，其味自解。

治唇裂生疮方

用青皮香烧灰，敷之立愈。

治腮颊肿痛方

赤小豆研细末，用蜜和匀，敷之，一夜即消。或加芙蓉叶末，调敷尤妙。

牙齿总论

牙齿之病，不一而尽，大抵非湿热生虫，即肠胃蓄火。如病在牙床，肿痛脱落以至牙缝出血者，皆热积于肠胃也，治宜以清火主之；如肥甘湿热化生牙虫，以致蚀损蛀空牙败而痛者，此虫食其齿根也，治宜以杀虫主之。其有肾虚而痛者，摇动疏豁，痛不可忍，盖齿乃骨之余骨，为肾之主，所谓肾衰则齿豁，肾固则齿坚也。然寒热之别，亦不可不辨，如痛在左者，宜壮肾中之阴；痛在右者，宜补肾中之阳。若牙缝出血，浮动脱落，手足厥冷，六脉微细者，此属格阳于上，治宜以归气饮主之。倘误用寒凉，必至不治。又有牙床腐烂，臭秽脱落，名曰走马牙疳。此热毒蕴蓄，而然大为凶候，速投清火之剂，犹可少愈，否则有不能救药者，可不慎欤？

治火牙痛通方

生石膏八钱　荆芥　防风　丹皮各一钱　生地二钱
青皮六分　甘草五分

如上正门牙疼，属心火，加黄连八分，麦冬一钱二分。

如下正门牙疼，属肾火，加知母八分，盐炒黄柏八分。

如上两边牙疼，属胃火，加白芷八分，川芎一钱二分。

如下两边牙疼，属脾火，加白术八分，白芍一钱二分。

如上左边牙疼，属胆火，加羌活一钱，胆草八分。

如下左边牙疼，属肝火，加柴胡一钱，山栀一钱。

如上右边牙疼，属大肠火，加酒军一钱，枳壳一钱。

如下右边牙疼，属肺火，加黄芩一钱，桔梗一钱。

以上按症加药，水煎，饭后温服，徐徐漱咽，三服
即愈。忌食油腻、煎炒鸭蛋、糟醋等物。

治牙疼方

古铜钱一文　核桃仁一两

共捣烂，热酒煨服，可以止疼消肿，久服可以除根。

又方　顶细茶叶三钱，石膏一钱，共为末，擦患处，
立止。

又方，银硃三分，硝七分，共研极细末，搽之即愈。

治风火牙疼方

荔枝连壳烧存性，研末，搽疼处，神效异常。

治牙虫蛀方

杏仁烧存性，研烂，发裹纳孔中，可以杀虫去风。

治胃火牙痛方

当归　生地　黄连　山栀各一钱　丹皮六分　升麻八分　甘草五分

水煎，饭后服此方，治积热肠胃，牙根肿痛，或牵引头脑作痛，面热耳红，无不效验。

又方　石膏三钱，生地，升麻各三钱，川连一钱一分，丹皮、当归各一钱五分，水煎温服，即愈。

又方　凤头荔枝壳一个，用盐填满，火煅存性，研末，擦痛处少顷，再以防风、川椒、甘草、浮麦煎汤，漱口即愈，治风火牙痛，尤神效异常。

又方　杨梅树皮，醋煎汤漱齿，痛即止。

又方　黄连、生姜共捣如泥，敷牙缝，痛即止。

又方　粗瓷碗一个，用川椒铺底，樟脑盖面，再覆一碗于上，盐泥封固，以文武火煅一夜，次早取药出，研末，每用一厘擦齿根，立愈。

又方　青果一枚，煅存性，置地上，覆以碗，成炭，再加胡椒七粒，共研末，用棉裹敷痛处，不宜多用，顷刻即愈。

又方　梅片半分，白蒺藜一钱，共研极细末，擦痛处即止。

又方　明雄二钱，革菱二钱，麝香三分，共为末，入

36

瓷罐内，用时以中指挑药，**擦之甚效**。

又方　滑石六分，甘草一分，冰片一分，共研末，**擦之亦极效**。

治风火虫牙疼方

五倍子　枯矾　胡椒各一钱

共研末，擦牙上即愈。

治牙齿乍痛方

红豆研末，擦痛处即止，或吹鼻中亦可。

治牙虫方

贯众一两，以米醋二碗，煮汤洗痛处，即愈，切不可咽下。

又方　韭菜子一撮，水一盆，用一磁盏覆水中，置韭子于盏底，点火烧之，盆上再覆一酒漏斗，令烟从孔出，以烟薰牙，虫自出水中，奇效无俦。

又方　松脂烘软，塞鼻孔内，少顷，虫出脂上。

又方　韭菜子用黄蜡包固，取瓦片一块，烧红置蜡丸于上，再糊一纸袋，如田螺样，以袋覆蜡丸上，上以小竹管为袋嘴，挂齿窍中，接烟薰之，其虫即死。

治风寒虫牙痛不能饮食方

胡椒九粒，菉①豆十一粒，研末，捻作一大粒，置

----

① 菉：通"绿"。下同。

痛处，咬紧牙，少顷涎流即愈。

治牙宣露痛方

丝瓜藤浸干，火煅存性，研末，擦之即止。

又方　丝瓜藤一撮、川椒一撮、灯心一大撮，水煎浓汤，用以漱口，其痛立止。

治受风牙痛方

天萝一个，盐拌，火烧存性，研末，频擦，涎尽即愈。若腮肿，以水调敷之亦甚效。此方大能祛风，惟治牙虫不效。

治齿缝出血方

薄荷　花粉　连翘　桔梗　元参　木通　甘葛各一钱
甘草五分

水煎温服。

治胃中实火牙根肿痛血流不止方

黄芩　黄连　生地　丹皮　升麻　石膏各一钱

水煎，饭后服。

治胃中虚火牙根腐烂淡血渗流方

芦荟　柴胡　黄连　牛蒡子　元参　桔梗　山栀
石膏　羚羊角　薄荷各一钱　淡竹叶十片　甘草　升麻各五分

水煎，饭后服。

治牙龈[①]烂方

鹅口皮三个，孩儿茶、马子碱、冰片各等分，共研末，擦烂处，自愈。

又方 生姜、鸡爪、黄连，捣烂敷患处，即愈。

治齿疏陷物方

芦甘石煅存性，寒水石共研末，每用少许擦之，忌刷牙漱口，久之自密。

固齿方

何首乌 龙眼肉 青盐

各等分，共捣一处，入龙眼壳内，外用面为衣，火煅，以烟尽为度，研细末，用以擦牙，久之自固。

治牙疔牙宣腮漏骨燥风火虫蛀痛不可忍饮食少进仙方

细辛二钱 白芷二钱 防风二钱 川乌二钱 川椒二钱 透骨草二钱 金银花三钱

上药用水三碗，煎一茶碗，夏温服，冬热服，于每夜三更时，星斗出全，端坐院中，向北诚心，一举药水然后含口内，连漱三次，切勿咽下，轻者一次即愈，重者再煎再漱。余中年曾患骨燥风症五年之久，百药罔效，终日淹缠，卒无良策。忽遇张姓者口传此方，归而按法煎漱，初漱疼即止，饮食亦能进，再漱即愈。嗣后遇有

---

① 龈：丙申石印本作"根"。

此症，辄以此方治之，三十年来传施弗懈，屡试屡验。盖此药七味上合七星之精，果能诚虔煎漱，无不效验。用此方者，慎勿亵玩焉。

取牙方

凤仙花根　玉簪花根　石灰各一钱

共研细末，水和成条，擦牙上即落。

固齿擦牙散

大熟地五钱　何首乌五钱　桑椹五钱　槐子五钱　茯苓四钱　五倍子五钱　制香附五钱　细辛五分　牙早七钱　青盐七钱　荔枝壳七钱

共研细末，擦牙百遍，可以固齿。

又方　青盐半斤　槐柳桃榆桑条各一枝，每枝重二两　生地二两　甘草一两　荔枝壳四两　以上各药用火煅存性，研末，擦之极效。

治牙床口舌生疮方

人中白三钱，煅　黄柏一钱　青黛一钱　银硃一钱　硼砂三钱　孩儿茶二钱　薄荷二钱　没药一钱　川连一钱　冰片三分　真龙骨一钱五分

共研细末，先用米泔洗痛处，后敷此药，极效。

固齿乌须发擦牙洗面方

青盐四两，火煅　石膏四两，火煅　细辛四两　白芷四两

上药共为细末，用桑、槐、柳叶各十二两入砂锅内

煮烂，再用夏布澄浆出，去渣，再入食盐一斤，同前药末并入锅内，再熬至色黑，取出晒七日即成，漱齿、乌须发、洗面无不效验。

耳疾总论

耳与肾通，开窍于少阳之部，会通于三阳之间故①也。然肾脉却不能上头，必藉心肾相交，假心之道以上升耳。《内经》云，五藏不和，则七窍不通。又云，肾和则耳能闻五音矣。故凡虚鸣聋聩，皆由肾元禀赋不足，或因病久真气耗散，以致心肾不交、清气不得上升也。亦有先耳鸣而后聋者，此肾虚不能闭藏阴气，窒塞于阳窍也。若夫感冒暴聋，总不外少阳一经，足少阳胆脉绕耳轮，手少阳三焦脉入于耳，邪气壅塞听宫，为其所掩，治宜以逍遥散主之。然亦须审其火之盛衰，辨其脉之数弱，神而明之，存乎其人，非可以笔楮传也。

治耳聋方

新铁片三块置口内，再用好磁石塞两耳，静坐，其耳忽鸣而通，有顷刻通者，有数日通者，极效。

又方　全蝎一个，去毒捣烂，酒调滴耳中，闻水声即愈。若年久者，多滴数次。

---

① 故：原作"固"，据文义改。

治气闭耳聋方

甘草五分　甘遂五分　麝香一分

共研细末，入葱管内，塞耳中，自愈。

治鼻塞耳聋方

柿饼三个，切碎，加粳米三合，煮粥，空心食之，即愈。

治耳虚鸣方

麝香少许　全蝎十四个　薄荷十四叶

将麝香、全蝎裹薄荷叶内，瓦上焙干，研末，滴水捏作锭子，塞耳内，即愈。

治耳痛方

用枯矾末吹耳中，自愈。或用青矾烧灰，吹之亦可。

治耳痛如有虫在内或由内流血方

蛇蜕烧存性，研末，用鹅翎管吹入耳中，自愈。

治耳内肿痛出脓及流黄水方

枯矾五分　胭脂胚二分，烧灰　麝香五厘①　陈皮②五分，烧灰

---

① 五厘：丙申石印本作"五分，烧灰"。
② 陈皮：丙申石印本无。

共为末，先用棉杆揩耳中脓水①，后吹药末入耳，即愈。

又方　铜铁香炉盖上烟煤括少许，再加轻粉少许，共为末，用芦管吹耳内，立愈。

又方　金丝草捣汁滴耳内，随即倾出，日二三次，自愈。

又方　人牙烧存性，加麝香少许，研末，吹耳内，亦极效。

又方　鸡蛋壳一个，要抱出鸡子者，炒黄研末，油调灌耳内，即愈。

治耳中出血方

龙骨研极细末，吹入耳内，血即止。

治耳烂方

陈皮一钱，烧灰　轻粉三钱　麝香五厘
共研末，拌匀，敷耳内，即愈。

治耳痛生疮方

昆布　苏木　甘草　龙胆各二钱　连翘　黄连各三钱②
黄芩　生蒡③子　当归　炙甘草　生地各三钱　柴胡　黄
芪各四钱　桔梗一钱五分　红花少许　桃仁三个，去皮尖，另研

---

① 水：丙申石印本作“血”。

② 各三钱：丙申石印本无。

③ 蒡：原作“旁”，径改。

水二碗，煎一碗，饭后服，忌用寒凉药。

治虫飞入耳方

葱汁　韭汁　桃叶汁　人乳　鸡冠血

共调匀，滴入耳内，即出。

治耳内流脓肿痛已消方

枯矾三钱，上白　乾胭脂二钱　麝香一分五厘

共研末，收入瓷罐内，用棉杆先揩耳内脓，后用棉裹药送入耳中，自愈。

又方　僵蚕五钱，烧灰　麝香一厘　用棉裹塞耳内，即愈。

咽喉总论

喉为五藏之锁钥，凡五藏之火皆能上充而为疾。考之古方书所载，虽有十八种之辨，而皆指其火热而言，初未辨其虚实，不知火有真亦有假。如实火可清者，谓之真火。虚火不宜清者，即阴虚水亏之症，谓之假火。又如阴盛格阳，内真寒而外假热，亦谓之假火也。须辨其风热虚实之分，审其缓数浮沉之脉，庶无贻误。若概以为火，专用清降之药，即得少愈亦属会逢其适，可不慎欤？若夫肿见于外，有形可察，最易辨别。如肿于咽之两旁者，名曰双蛾；肿于一边者，名曰单蛾，其形圆突，似珠结于喉间，急以针刺血出，使其毒泄而自愈矣。

44

若缠喉风，则满片红肿，多不成脓，不必针刺，但用清降之剂，火降而其肿自消。如中气内虚，疼痛外逼，或脉浮而散，或脉弱而涩，以致声如鼾睡，痰如拽钜者，此肺胃垂绝之候，宜以挽回元气为主，勿用寒凉致败生气。若喉癣之症，则满喉生疮，肿痛久不能愈，此阴虚水亏之象，凡劳思过度者最易犯此，治宜以人参清肺饮主之。又若瘟毒喉痹，乃天行瘟疫之气，其症或咽痛，或项肿，甚至有头面俱肿者，俗名大头瘟是也，治宜以解瘟消毒主之。种种异症，笔难尽传，爰采数方，以备临时酌用。

喉闭方

煅石膏　菊花　杏仁各五钱　麦冬一两　苦参四钱

水三碗，煎半碗，加蜜一小盏，缓服即开。如药不能进者，急将两臂以带勒数十次，再取扎发绳扎大拇指，用针刺指甲边，即少商穴，血出其喉自解，不拘左右手皆可。

又方　山豆根一撮，煎汤含口内，徐徐咽下即开。

又方　干猪脬一个，水润，套指上，蘸桐油少许，入喉内扰之，得呕吐喉即开无恙。

治喉气闭不通手足厥冷方

巴豆七粒，生三粒，熟①，俱去壳　郁金一个，以光明苦中

---

①　熟：后疑脱字"四粒"。

兼甜味者良

研细末，每用半匙，茶调送下。如口禁咽塞者，用小竹管纳药末吹喉中，须臾吐出即愈，此方兼治双蛾、单蛾。或用升麻四两，锉碎，水四碗，煎一碗，缓服。或用皂荚搥碎，擂水灌服，俟吐出即愈。或将巴豆去皮，用棉裹，随左右塞于鼻孔中，亦可立通。

又方　石决明三个，醋炙研末，用鹅毛蘸药末探扫喉中，令呕数次，气通即愈。

又方　白矾三钱，熬化水，入巴豆去壳者三粒，候干，取巴豆出，将矾研末，用少许吹入喉中，顽痰出即愈。

又方　巴豆七粒，纸裹搥油后将油纸剪作条，烧烟薰鼻内，牙关自开，再用箸点雄黄、胆矾末敷喉间，痰出立愈。

又方　温水半碗，加桐油三四匙搅匀，用硬鸡翎蘸油探入喉中，其痰涌出，连探数次，以人醒声高为度，后服清痰利气之药自愈。

治销喉咽津不下方

土牛膝根捣烂取汁，男左女右滴鼻中，少顷有红丝从鼻孔出即愈。

又方　桑黄即桑树所长黄茵，捣汁漱之，立愈。如干者，磨水漱之，亦极效。

治咽喉肿痛方

贝母　甘草　黄芩　黄连　薄荷　川芎各一钱　桔梗

46

三钱　元参二钱

水煎温服。

又方　扁柏叶、山豆根、雪里青捣汁拌匀，服之立愈。

治风火喉肿方

受风用鹤虱，火用元参，煎汤服之，立愈。

治喉风肿痛方

丝瓜根以瓦盆盛水浸，少顷连水饮之，极效。

又方　壁上土蜂窠，微炒研末，纳竹筒内，吹入喉中，即愈。

又方　取年久溺器，经风日吹晒者，研末，纳竹筒中，吹喉内，立愈。

治吊钟喉风方

食盐少许，煅存性，频点患处，即销垂下半寸者，俗名吊钟。

治喉痛生蛾方

荔枝草捣烂，加米醋点之，即愈。

治双单蛾方

平地木　木莲蓬　雪里青根叶

共捣成汁，用滚米醋冲入汁内，再用鹅翎蘸汁扫喉中，即以此汁含，少顷咽之，吐出即愈。

又方　用醋咽三四次，或取天萝水吞之，均效。

又方　茨梧桐树根—名晚娘棒，皮色如桑者良，曲而色紫者非也。去泥，取白皮，捣汁二小碗，加米醋、清水各一碗，调匀，噙口中咽之。如喉闭，用鹅毛扰之，痰吐即能进饮食。

又方　五爪龙草捣烂绞汁，加米醋一小碗，和匀，噙口中，痰吐即能进饮食，虽临危服此可救。

又方　急性子研细末，用笔管吹入患处，再用急性子熬汤，温泡患处，其痰自流，流尽再以上好明矾一钱吹患处，自破，或脓或血俟出尽，用米汤嚥之，即愈。

治单蛾方

蒲公英二钱　青黛二钱　枯矾五分
共为末，吹喉中，立愈。

又方　青黛一钱，僵蚕一钱，薄荷五分，黄柏五分，元明粉二钱，冰片五分，麝香一厘，共为末，收瓷罐内，用时以水调服，后急食薄粥一碗，以压邪热，恐再发也。

治双蛾方

麻雀粪二十粒，沙糖和作三丸，每以一丸绵裹，用水吞下，立愈。甚者吞二丸，极效。

治乳蛾方

硼砂五分　熖硝一钱　冰片一分　僵蚕三个　防风一钱
共研末，吹患处或吹鼻内，均效。

治乳蛾喉闭咽肿方

鸡肫肝一个，取肝内黄皮，不见水，擦净阴干　川连五分，去芦　硼砂六分　冰片三分

共研极细末，收瓷瓶内，勿令泄气，用时以竹管吹患处，神效异常。

治喉肿咽闭点水不下方

明矾、银硃不拘多少，共研末，喉中即愈。

治乳蛾兼肿闭方

瓦松数枝，洗净捣烂，取汁漱口，数次即开。如冬月无鲜者，于九月九日摘取，阴干，用时水泡，捣汁漱之亦可。

治喉瘅方

冰片五分　生矾三分　麝香五厘　石膏一钱

共为末，吹患处即愈。

治喉痛肿胀水谷不进方

胆矾三厘含口内，俟恶涎吐即愈。

治咽喉生疮方

百草霜、枯矾共研末，吹入喉内，自愈。

治喉癣方

陈白梅三个，去核　冰片一分　牛黄一分　胆矾三分

大棚八分　孩儿茶八分　雄黄八分　山豆根二钱

共研末，另将白梅捣烂，和匀为丸，如龙眼大，临卧时含口内，一丸一夜即消。

又方　麻黄用桐油擦过，煅存性，研末，吹患处即愈。

又方　多年芥菜卤埋地中者，咽之即愈，并可煎服。

咽喉通治方

金银花　荆芥　防风　射干　黄芩　枳壳　花粉牛蒡子　独活　丹皮　生地

各等分，引用灯心二十寸，水煎服。

治咽喉肿痛方

雄黄一钱　熖硝五分　硼砂五分　冰片一分　白僵蚕一钱，炒

共研细末，用竹管吹喉中即愈。或用孩儿茶、硼砂、甘草煎服，亦极效。

治喉痛方

川贝母三分　滑石一钱①　黄芩　天冬　桔梗　元参各一钱　天花粉四分　山楂一钱五分　栀子　石膏各一钱连翘四分　川黄连三分　枳壳三分　甘草三分

水三碗，煎八分，服之极效。

---

① 一钱：丙申石印本无。

50

金钥散

治一切喉症，神效异常。

朴硝一两　雄黄五钱　生川军一钱

共为细末，吹喉中，立愈。

炮制吹喉药方

薄荷三两　硼砂二钱五分　明雄三钱　冰片三分　孩儿茶一钱

共研极细末，拌匀，收入瓷罐内，勿令泄气，用时以芦管挑少许，吹入患处，日吹数次自愈，即咽下亦无妨。若锁喉风口内干枯者，以井水调服，亦能开关生液，惟脾泄胃弱者不宜多用，余无禁忌。

苏子降气汤

治阳虚上攻，气不下降，致患咽嗌痰壅等症。

苏子一钱五分　陈皮　法夏　厚朴　前胡　柴胡　官桂各一钱

姜三片，水二碗，煎八分，饭后服。

冰硼散

治咽喉肿痛、口齿生疮，及痰火、久嗽、音哑等症。

红铁皮三分　冰片三分　珍珠三分，煅　硼砂三分　海巴三分，煅　川黄连三分，麦煨　明矾三分，煅　辰砂三分　地胆三分，晒干生用

上药共研极细末，收瓷瓶内，勿令泄气，用时以鹅

毛管挑三五厘吹痛处，自愈，重者多吹数次。

近年有时疫白喉一症。[①]

看法：初起恶寒发热，头痛背胀，遍身骨节疼痛，喉内或极痛或微痛或不痛，而喉内微硬。有随发而白随现，有至二三日而白始现，或有白点白条白块，渐至满口皆白。此乃大阴脏证，风湿而聚，加之阳明胃经腑热，肺气弱者多有，此症者所治皆同，服药后喉内或白收紧，或白稀疏，或白微小，或白转黄，久之必然退净。

治法：初起用粉甘葛、僵蚕、蝉蜕以散风热，以牛蒡子、连翘、金银花、土茯苓消肿败毒，生地、黄芩、元参、枝仁、豆根、麦冬、石膏清热，木通、泽泻、车前仁引热下行。重者再加马勃、龙胆草，外用生土牛膝捣汁，或于未服药之先后煎水冲服，再以万年青捣汁或服或噙。轻者以除瘟化毒散主之，重者以神功辟邪散主之，再重者以神仙活命汤主之。轻则日服一二剂，重则日服三四剂，将疫毒由上焦引至下焦，自大便出，若泄泻火毒下行，此吉兆也。倘大便闭塞，少加熟大黄，仍闭改加生大黄，大便泄即去之。有服十余剂愈者，有服二十余剂愈者，以白点退净为度，其有药味分两之加减全在临时酌量，连日投之自然有效，屡试屡验。白点退完当以清凉养肺调理为主，或以清心涤肺汤主之，撤尽余毒，再以养正汤主之，脾胃素弱者用四君子汤加生何

---

① 癸未本无："近年有时疫白喉一症……大便连泄不止"，据丙申石印本补。

52

首乌、金银花主之，看证全赖灵机之通变也。

以上白喉治法，凡单蛾、双蛾、喉痛以及喉内肿满均可依法治之，酌量加减，慎之！慎之！

除瘟化毒散

粉葛二钱　黄芩二钱　生地三钱　枝仁二钱　僵蚕二钱,炒　浙贝三钱　豆根二钱　木通二钱　蝉蜕一钱　甘草五分

引用冬桑叶二钱。此方白喉初起宜之，凡单、双蛾以及喉痛皆可服。

神功辟瘟散

粉葛二钱　生地四钱　木通二钱　连翘二钱　僵蚕三钱　浙贝三钱　马勃二钱,绢包煎　蝉蜕一钱　黄芩二钱　牛子二钱　银花二钱　麦冬三钱,去心

引青果核三个。

神仙活命汤

龙胆草一钱　金银花二钱　黄芩三钱　生地四钱　土茯苓五钱　生石膏三钱　木通二钱　马勃三钱,绢包　车前子二钱　浙贝母三钱　蝉蜕一钱　僵蚕三钱

引用生青果五个。

清心涤肺汤

生地三钱　浙贝二钱　黄柏二钱　麦冬三钱,去心　花粉二钱　知母二钱　天冬二钱　黄芩二钱　僵蚕一钱,炒　甘草五分

此方日服一二剂，体气素弱加条参或南沙参、生玉竹亦可。

银花四君子汤

党参五钱　白术四钱　茯苓三钱　甘草一钱　生首乌四钱　金银花二钱

引用冬桑叶二钱。

养正汤

玉竹五钱　淮山药四钱　茯苓三钱　熟地四钱　生地三钱　酒芍二钱　花粉二钱　麦冬三钱，去心　首乌四钱　女贞子三钱

瓜霜散 吹药

西瓜霜一两，将皮硝灌入西瓜内，秋风吹透，面上起白霜既是　人中白一钱，火煅　辰砂二钱　雄精二分　上冰片一钱

共研细末，再乳无声，如非白喉减去雄精。

无治之症：白块自落，喉干无涎，音哑无声，两目直视，痰壅气喘，七日不退，面唇青色，药不能下，服药大便不通，未服药大便泄，大便连泄不止。

须发总论

人之发与须眉皆知为血之余也，而不知发生之自要各有所主焉。故有老而发白须眉不白者，或须白而眉发不白者，以脏腑之所属各异也。大抵发属于心，禀火气，

故上生；须属于肾，禀水气，故下生；眉属于肝，禀木气，故侧生。男子肾气外行，上则为须，下则为势；女子阉宦，无势则亦无须，而其眉发无殊于男子，可知眉发之不属于肾也。明其生之所自，则以外方内，庶亦无大谬焉。

乌须发补元固本丸

何首乌一斤　大黑枣肉一斤，与灯草同煮，皮自去　川牛膝四两，去芦，晒干　槐角子四两，晒干　胡桃仁一斤　旱莲草四两，晒干　破故纸一斤，晒干　大熟地四两，晒干　白茯苓四两

共为细末，胡桃仁另捣如泥，同药和匀，以蜜为丸，如桐子大，每服五十丸，白水送下，忌见铁器。

乌须方

五倍子一钱，炒黑　红铜末三分　枯矾三分　没石子三分，煅　榆皮三分，煅，去粗皮　石榴皮三分，煅　五彝　茶五分，炒黑　青盐二分

共研细末，用茹蓝香末和匀，茶调搽之，或用白面少许，亦可先用肥皂洗净，拭干后以药搽须上，次早洗去，久之自黑。

乌须发黄赤方

生地一斤　生姜半斤　好皂角十条
各洗净，取自然汁，共渣煎之，以色黑为度，后将

汁与渣同入瓷罐内卦①固，用时取汁搽之，久之自转黑矣。

黑发头油方

排草二钱　零零香二钱　甘松二钱　三奈四钱　白芷二钱　细辛二钱　甘菊花二钱　母阳一钱　当归二钱　熟地三钱　麦冬二钱　广木香五分　丁香五分　檀香五分　没石一钱　元参一钱　川大黄二钱　甘草五分　山栀一钱　桂香一钱

上药同装入绢袋内，再用白菜油二斤、生姜一两，同入锅内煮熟，去姜，俟少冷，将药入瓶内封固，埋地下，三月取出，即可以用，名曰桂花油。

乌须擦牙方

香附二两　青盐四两　蒲公英一斤

上药按分量多寡平分为二十一处，用韭菜田中蚯蚓泥捣碎和极稠，每药一分，用桑皮纸包数层，令圆紧，取泥裹药成团，候干入火内煅红，取出稍冷，五七日轻轻取药擦牙自固，服半月后，须发即转白为黑矣。勿早剖开，恐药燥成灰不可用矣。

乌须发方

茄秧一苗，只留一茄，一个挖一孔，将上好徽墨嵌入茄内，用纸封好，留秧上俟结老取下烧灰，用时用水

---

① 卦：丙申石印本作"封"。

调，以指头蘸灰搽须发上，即转黑矣，谓之猢狲倒溜树方也。

腰胁总论

腰胁之症，其辨论不可胜数。大率腰属肾，胁属肝胆。经云，转摇不动，肾将惫矣。此指其腰而言也。若胁则左胁多怒伤，或瘀血作痛；右胁多痰气，或郁结作痛。其间七情六淫之犯，饮食劳动之伤，皆足致疾。故治胁必须平肝，平肝必须补肾，肾水足而肝木有养，其痛自止。治腰则专以补肾为主，盖肾是①而腰可转摇自若矣。然亦有表里虚实之异，风寒湿热之分。若风寒在表，脉紧数而有力，其来必骤，其痛必拘急痠软也。若湿滞在经，或衣湿衣，卧湿地，湿从外入也。总皆表症之属，治宜解散，其有湿而兼虚、湿而兼寒、湿而兼热者，又不可不辨也。至若跌扑损伤以致血凝筋骨者，宜以加减四物汤主之。症候固有多端，审察不容稍忽，因症投药，庶乎尽矣。

治腰痛方

骨碎补　杜仲　青盐

上药称各等分，研末，入猪腰子内，用湿草纸包固，煨熟，好酒送下，连服数个即愈。

---

① 是：丙申石印本作"足"。

又方　丝瓜根烧存性，研末，酒冲服二钱，立止。

治肾虚腰痛方

小茴香研末，入猪腰内，煨熟食之，甚效。

又方　鹿角剉碎炒黄，酒冲服三钱，即愈。

治腰痛如刺不能行立方

鹿角四两，炒黄　川牛膝二两

共研末，炼蜜为丸，酒送下，其效甚捷。

治腰痛难伸方

山楂①末三钱，茶酒盐汤送下，立愈。

治腰闪剉作痛方

杜仲、破故纸、核桃仁各等分，酒煎服之，甚效。

又方　糯米一二升，炒极热盛囊中，缚于痛处。另分八合研细，加茴香三钱，以盐酒随时冲服，甚效。

又方　枳壳八分，桔梗八分，甘草五分，红花五分，防风一钱，当归一钱，乌药一钱，半夏一钱，木通一钱，杏仁一钱，炒，去皮，水二碗，煎八分，温服。

又方　凡腰腿手足跌扑损伤不能出血，但有青紫痕迹者，先以葱白捣烂炒热，将患处擦遍，随用生大黄研末，姜汁调敷，再以好酒尽量饮之，立愈。即日久不愈者，以此方治之，无不效验。

---

①　楂：原作"查"，径改。

治腿痛方

大生地二两，酒浸　白术二两，土炒　胡麻二两　川牛膝一两五钱，酒浸　何首乌一两五钱　独活五钱　甘草七钱金银花二两　真归身一两二钱，酒洗

上药用无灰好酒十坛蒸熟，每日空心饮服，不可尽量。或加葱白三根，生姜三片，水煎服，亦甚效。

治腰腿痛方

甜瓜子三两，酒浸十日，为末，每用三钱，空心酒冲服，即愈。

清燥汤

治元气亏损，湿热乘入，以致遍身酸软、小便赤涩、大便闭结、腰腿痿痛、口干作渴、体重头旋、饮食不进、盗汗气促、胸满体倦等症。

黄芪一钱五分　神曲二分，炒　猪苓二分　柴胡二分五味子九粒，炒，研　苍术五分　白术五分　陈皮五分　泽泻五分　炙甘草二分　当归三分　人参三分　生地五分　黄柏一分，酒拌　白茯苓三分　麦冬五分　升麻三分　黄连二分水煎温服。

大腹子汤

治感受风邪，脚气上攻，寒热交作，肢节暴疼，心神恍惚等症。

大腹子　紫苏　木瓜　荆芥　羌活　赤芍　木通

桑白皮　独活　青皮各五分　枳壳一钱　甘草三分

水三碗，姜五片，葱白三寸，煎八分，空心服。

噎膈反胃总论

噎膈反胃之症，多由内伤郁结而成，或纵情于劳欲，或恣意于酒食，以致阳气内结、阴血内枯，遂成是疾。《内经》云，三阳结，谓之膈。盖三阳结则前后之气不行，下既不行，火必上逆，火上逆则津液化成寒痰，而往来之气复以痰涎而愈阻，此呕逆、噎膈之所由起也。若不戒肥厚之食，妄投辛热之剂，则邪火愈炽而气血愈枯，百死一生，可不慎哉？治法须分上中下三焦，若咽嗌①壅塞，饮食难入，其槁在吸门，谓之膈；若食下胃脘作痛，须臾吐出②，其槁在贲门，谓之噎，此二者上焦病也。若食虽可下，良久复出③，其槁在幽门，谓之反胃，此中焦病也。若朝食暮吐，暮食朝吐④，其槁在阑门，亦谓之翻胃，此下焦病也。凡患此者，在年少气壮时犹或可治，若精力衰微，脾胃虚弱，最不易疗。故

----

① 若咽嗌：丙申石印本作"彼寒痰"。

② 若食下胃脘作痛，须臾吐出：丙申石印本作"若夫阳结气逆而虚火难出"。

③ 若食虽可下，良久复出：丙申石印本作"至于气虚寒痰不复出"。

④ 若朝食暮吐，暮食朝吐：丙申石印本作"倘阳气内结暮食朝吐"。

治噎膈者，从无成法也。张鸡峰云，噎膈是神思间病，当静观内养以安其心，心安而五火退听①矣。所谓心病还须心药也。

治胃强脾弱方

苍术二斤，去芦去皮，米泔洗，炒黄，磨去头尾一斤　白蒺藜十两，去刺，用微火炒黄色　川连三两，酒洗，炒　山楂肉五两，蒸三次，晒干

共研末，炼蜜为丸，如桐子大，每日饭后已申时服七八十丸，白水送下，渐加至百余丸，自愈。此方兼治男妇胸膈胀满，不思饮食，口苦舌烂，呕逆痰壅，气促头眩等症。惟血枯者，宜酌用之，恐苍术燥血也。

治噎症方

鹅血不拘多少，饮数次自愈，此方传自楚僧，历试历验，毋以平淡忽之。

又方　芦根五两，切碎，以地下不出土者良　水煎，空心服即愈。

又方　牛口涎服二匙自愈，并可除根。

治胃脘不清将成噎膈方

白蒺藜一两　云苓　广皮　白术陈土炒　枳实面炒制半夏各三两　川连一两，酒炒　沉香五钱　厚朴一两五钱，姜汁炒　白豆仁四两　白芍一两　人参一两

---

①　听：疑作"停"。

共研细末，水为丸，如桐子大，每服百余丸，白水送下。

治噎膈翻胃方

糯米研细末，以牛涎和为小丸，煮熟，频食渐愈。取牛涎以净水洗牛口，用盐涂之，再以鲜荷叶包牛口，少顷即下。

治噎膈方

羊眼豆捶碎取汁，服少许即愈。

治噎膈反胃膨胀方

沉香　苏子　陈皮各二钱　官桂一钱　木香三分　萝卜子三钱

共为末，每用三分，配狗宝一分，以泉水煎通草汤，空心调服即愈。

治年老噎膈翻胃方

狗宝三钱　真西牛黄三分　人参二钱　海西沉香二钱

共研末，不拘时以少许噙置舌上，徐徐咽下，日服四五分，自愈。

治膈食方

马子碱四两，煅透研末，以蜜水调服，即愈。

治膈气方

沉香一钱，用泉水煎汤，徐服极效。

治膈食膈气方

将闭口风根洗净，醋煎，渐饮数茶匙，则膈通而思食矣。

治胸膈饱胀腹中饥痛方

胡椒七粒，研末，用好酒冲服，立愈。

治胸膈饱胀肢体浮肿方

苍术五两，米泔浸，炒　陈皮五钱　厚朴五钱　川椒少许

共研细末，先用㹠猪肚一个，去脂，以大蒜装满，线缝口用，冷热水各七碗烧滚，入肚，煮至水干为度，取出，捣烂无丝，再合前药末为丸，每日空心服二钱，水送下，甚效。

治猝然食隔不下方

橘红一两，焙干研末，水一盏，煎半盏，热服自下。

治翻胃吐食方

树上黄香橼，粪内浸七日，童便内浸七日，风干，煎服即愈。

又方　仙人杖即退竹　煎汁，服之极效。

又方　干柿饼三枚，连蒂捣烂，用酒冲服甚效。

又方　水澄螺蛳泥晒干为末，酒冲服一钱，自愈。

又方　甘蔗汁一升，姜汁二合，温热作五次服，自愈。

又方　韭汁二两　姜汁五钱　牛乳一盏　竹沥半盏
童便一盏

和匀，频服即愈。

又方　大鲫鱼自死者，活者不效，剖开去肠留鳞，
用大蒜去皮切薄片，填鱼腹内，仍合用湿纸包定，以麻
缚紧，再用黄泥包固，微晒，在火上徐徐煨熟，取出，
去鳞骨，用平胃散配合成丸，如梧子大，稍干，收罐内，
勿令泄气，每日空心服三十丸，米汤送下，奇效异常。

治胃气疼痛除热消痰方

橘皮微炒，水煎如茶，频饮自愈。

治反胃吐食方

真陈皮用西壁土炒香，研末，二钱
生姜三片，红枣一枚，水煎服，立愈。

治胃气方

五灵脂、蒲黄各一钱五分，研末，黄酒冲服，此方
治一切胃气疼痛，神效无俦。

秘传心胃疼痛方

银砅五钱　人言五分　黄蜡一两
上药先将黄蜡入铜勺内化开，后入银砅、人言，搅
匀为丸，如绿豆大，每服七粒，热酒送下，随量饮之，
永不再发，奇效如神，但配合必须五月午日午时，黄道
吉日方可。

治脾胃伤食方

陈火肉骨煅存性，沙糖调服，即愈。

治病后胃弱方

莲子肉四两　炒米四两　茯苓二两　砂糖二两

共为末，每服五六茶匙，不拘时，白水送下，极效。

治胃脘嘈杂口吐清水方

上好广皮，去白研末，五更时静坐床头，取药末五分置手心，按男左女右干舐下，勿卧服，三四次即效。

治胃脘停食酸蜇心痛或口吐清水方

神曲三两，炒　广陈皮一两　苍术一两五钱，米泔浸，炒

共研末，用生姜汁煮神曲为丸，每服七十丸，姜汤送下。

治饮食不时腹仍饥饿方

绿豆、糯米、黄麦各一升，炒熟，共磨成粉，每服一酒杯，以滚汤送下，服三五日即愈。

安胃散

专治呕逆，胃气欲绝之症。

老生姜一块，重一两许，煨熟，去皮捣烂，用水一碗，陈米二撮，同入瓦锅内煮清汤，用小酒杯盛服，其呕自止。如无陈米，即食米亦可。

煨姜散

治呕吐不已，恶心气滞等症。

生姜一大块，直切薄片，勿令切断，层层掺盐于内，以水湿苎麻线蜜缚，外用湿纸包好，火煨熟，取出，去包皮，将姜捣烂，和稀米汤，服之甚效。

香连丸

此方能和脾胃，除湿热，止泄痢，解宿酒，兼治吞酸吐酸、腹痛腹胀、男子淋浊、妇人带下等症。

木香三两　黄连一斤，酒炒半斤，醋炒半斤　茯苓三两白芍二两，醋炒　广皮二两　茱萸一两，滚水泡去苦性　厚朴三两，姜汁炒

共研细末，醋和为丸，如绿豆大，每服八十丸，空心白水送下，极效。

秽迹金刚佛治胃气疼方

香附四两，用醋焙七次，研　良姜二两，用醋焙七次

上药研细末，用盐一捻，姜三片，水冲服三钱，立愈。如因寒，用姜二钱；因气，用附一钱、姜一钱；寒气兼有，用各一钱五分。屡试屡验，神效异常。

厚德堂集验方萃编卷二

大小便总论

大便不通曰秘结，小水不利曰癃闭，此等病情似非危急难治之症，然有连日不通或旬日不通，则奔迫难堪以至于危殆者，非病之难治而治之未究其原也。盖大便秘结，当先辨其虚实。实结者，邪有余，属胃府，治宜攻泻；虚结者，正不足，属肾家，治宜滋补。且虚实之间又有寒热阴阳之辨。如第曰，虚者宜补，实者宜泻，亦非探原之论。若肾家气虚者，宜补而润之；寒凝者，宜温而润之；肾家阴虚者，宜滋而润之，秘结要法无出乎此。若小水癃闭，亦当辨其虚实，有因火邪结聚膀胱者，此水泉干涸气门热闭不通也；有因热居肝肾者，此败精槁血阻塞水道不通也。如此症候尚属有余，或利或清犹易为力。惟是气虚之闭最不易疗，必须峻补阳气，气达水行，其便自利，切不可误为实症，恣意疏通，以致竭者愈竭，鲜不危矣？若夫便血、便浊、遗精、五淋亦自有辨，或寒或热，或实或虚，尤宜审察周详，庶可应手取效，神而明之，毋泥法焉。

治大便秘结方

皂荚研末，烂蜜为丸，如枣大，置肛门内，少顷即通。

又方　楝树子六枚，水煎，服之即愈。

又方　皮硝一撮，水化，香油一盏，皂角末少许，用竹管一头套入谷道中，一头以猪尿胞，将药三味入管内，用手著力一捻，药自入谷道，即通。

治大小便不通方

犀角、玳瑁各等分，磨水，服之即愈。

又方　车前子、木通各三钱，水煎，温服极效。

又方　鲜车前草捣汁一酒杯，入蜜少许，服之即愈。

又方　乌桕根煎汤，服其效如神，兼治水肿，但不可多服。

又方　柏叶捣烂贴脐上，即通。

又方　葱白三升捣烂，用帕包熨小脐上，气透即通。

又方　蒜头捣烂，熨脐下，亦效。

又方　元明粉三钱、生蜜一大杯、滚水一碗，兑匀，调服即通。此方治一切秘结甚效，且不损脾胃。

又方　用铜炒盐至赤，研末，入竹筒中，纳粪门内，即通。

又方　生葱一斤、连须带土生姜一块、淡豆豉二十粒、盐一匙，同研烂，和作饼，烘热，掩脐上，用帛裹紧，稍冷再换，数次后气透自通。

又方　草乌研末，以葱蘸末纳谷道中，即通。此方名提盒散，无论寻常秘结、伤寒燥结，皆效。

治小便不通方

葱白三斤，剉，炒，分作两个更互熨，小腹气透即通。

又方　苎麻根捣烂，贴小腹，即通。其汁频服亦极效。

又方　鸡肫内皮一付，男用雌女用雄，火煅存性，酒调送下。此方兼治梦遗、五淋、小儿噤口痢等症。

治小便闭结肛腹胀闷方

生明矾研末，置脐内，再以指角挑清水滴矾上，良久即通。

治小便不通腹胀危殆方

真琥珀四钱，研末，用浓葱汤调之，作二次服，渐渐自解。

又方　狮子油酒调服二三分，尤效。兼治大便秘结。

治小便涩疼方

牛膝水煎成膏，酒冲服，即愈。

治小便不利膀胱水滞方

浮萍草研末，用白滚汤调服二钱，自利。

治小便频数方

赤小豆叶一斤，入豆汁内煮熟和匀，作羹食之，即愈。

治小便闭结小腹疼痛方

木通、滑石各一两，黑牵牛头五钱，共研细末，每用一钱，以灯心葱白汤冲服，即愈。

治小便癃闭方

木通二钱　生地二钱　甘草八分

水煎温服，自通。

又方　芒硝一钱，研末，以龙眼肉包好，细嚼咽下，立愈。

又方　荸荠捣汁半杯，好酒兑匀，空心服，极效。

又方　上麦面和作圈圈置脐外，用鲫鱼一尾，连鳞肠捣烂，入麝香三分，生蜜四两，和匀，填满圈内，上以碗盖之，熟睡醒后即通。

又方　冬葵子、赤茯苓各二钱，水煎，饭后服之即通。

治大小便血方

干秋烧灰，米汤冲服二钱，或为丸服之，皆效。此方治肠癖一切下血之症。大抵大便下血如水泻者，乃大肠风热也；粪后下血者，乃五脏积毒也，盖因饮食热物夜饮不节之故；小便下血者，或奔走道路感受暑气，或

70

思虑太过，积热心经移于小肠，或房劳不节肾热移于小肠。凡此等症切不可误用寒凉，恐致不救。

按：秫为脾胃血分之药，有健脾涩肠之功，以此止血无不效验如神。

治大便下血方

当归　生地各五钱①　熟地各五钱　小蓟一两

水酒各半盏，煎服，愈后再服十全大补汤数剂，以补气血，庶可除根。

又方　猪大肠一尺五寸，将浮小麦装满扎紧，煮烂，空心服之，数次即愈。

又方　豆腐末入袋滤出浆者，带渣用锅炒黄研末，如下紫血块者，清晨用白糖水调服三钱，如下红血块者，砂糖水调服，虽年久便血色黄面瘦者，服之无不神效异常。

又方　木耳一两炒黑，生木耳一两，芝麻五钱，水煎，如茶频饮，其效甚捷。

又方　乌梅数粒，炭火煅存性，研末，用生乌梅煎汤冲服二钱，立止。如久患此症者，加焦栀三钱，研末，同服尤效。

又方　槐花四两，炒黑研末，用生羊血和匀，作饼，每个重三钱，晒干，遇有便血、吐血、痢血者，滚水磨服一枚，其效甚速。

---

①　各五钱：丙申石印本缺。

又方　真青州柿饼一枚，内置白蜡一钱，蒸熟，服数枚即愈。

又方　柿饼一斤，连蒂带核用砂锅煮熟，只服其汤，必须一日服尽，服数斤自愈。

治粪后下血方

经霜冬青子蜜浸，晒干，空心滚水吞服数十粒，自愈。

治肠风下血方

桑树下虫虱烧存性，研末，酒冲服一钱，自愈。

又方　柿饼烧存性，研末，酒冲服三钱，或米汤冲服亦可。

又方　生地、丹皮、赤芍、升麻各二钱，水煎服，甚效。

又方　船底青苔煮水，随时饮之。此药得水气之精，能分利阴阳，去脏腑之邪热，其效甚捷。

又方　木通五钱、甘草二钱，水煎服，自愈。

治热毒下血方

生葛汁一升、藕汁少许，和匀，服之即愈。

治酒毒下血方

扁柏叶二两，九蒸九晒　**槐花**一两，炒黑

共研细末，炼蜜为丸，每服二钱，酒送。去槐花，可以常服。

治小便下血方

新地骨皮洗净捣汁，无汁以水煎汤，每服一盏，兑酒少许，饭前温服即止。

又方　车前草捣汁，空心水冲服，自愈。

又方　淡竹叶、地骨皮、蜜涂各等分，水煎温服，即止。

又方　车前草四两，捣烂，加盐少许，用生白酒空心冲服，尤效。

又方　雪里青草捣烂，生白酒冲服，亦极效。

治遗精方

白术六两　苦参三两　牡蛎三两

共研末，用猪肚一个，煮熟捣烂，和药为丸，如桐子大，每服四十丸，日三服，即愈。

又方　益智仁一两　白术二两，炒　龙骨二两，煅　青盐五钱　芡实三两　香椿皮四两　莲须三两　枸杞三两　牡蛎二两煅　共研末，用嫩黄芪、金樱子各一斤，去刺煎膏为丸，每日空心服二三钱，淡盐汤送下。

又方　莲子心二钱、朱砂一分为末，空心水冲服，即愈。

又方　鹿角水磨服、酒磨服，可以治梦遗。

治遗精白浊方[①]

牡蛎半斤，烧红，焙干，研末

韭菜一斤，捣汁，同药末拌匀，每服三钱，空心灯草汤调服。

又方　秋石　莲肉　芡实　云苓各二两　共研末，枣泥为丸，如梧子大，每服三十丸，盐汤送下。

治遗梦方

川楝子三钱　龙骨一钱　牡蛎二钱

共为末，用炙疮膏药掺末，贴脐下一寸三分，自愈。

治五色淋症方

韭菜捣汁，和生白酒，空心连渣服之，或煎汤洗阴茎，尤妙。

治内淋方

银杏一岁一粒，每粒咬开，入明矾二三厘，用无灰酒煮熟，连酒服之，二三服即愈。

治石淋痛甚方

白扁豆根数寸煎汤，服之立愈。

治沙淋石淋方

鸡胆共鸡屎一两，炒，和匀，酒调服一钱，即愈。

---

① 方：原无，据丙申石印本补。

74

治小便淋方

鸡肫皮烧干研末，白水冲服三钱，或加甘草、陈皮、干姜同服，尤效。

治热淋有血方

北沙参　广皮　蒺藜　家艾　生地　桑白皮炒黄
莲房壳　蒲黄炒　阿胶　地榆　黄柏盐炒　扁柏叶

上药各等分，加姜一片，水煎，饭后服甚效。

又方　地黄汁一升、姜汁一合，频服，忌食面、糟、煎、炒、海菜等物。

又方　龙骨四钱，研末，饭后酒冲服，即愈。

又方　白茅根煎汤，连服数次，即愈。

又方　乱发不拘多少，烧灰，入麝香少许，米醋汤调服。

治沙淋血淋兼痛方

天门冬捣汁半盏，服之即止。

治淋症痛方

荆芥、防风、赤芍、甘草各等分，姜三片，灯心一撮，水煎，早晚温服。

又方　瞿麦　木通　车前　扁蓄　大黄各四分　焦栀
牛膝　灯草各二钱　滑石八分　水一碗，煎八分，温服。

治淋单方

鸡子一个，打一孔入大黄末少许，用火煨熟，黄酒引服。

又方　冬瓜每日食三大碗，数日即愈。

治急淋神效方

金樱子一钱　婴黄五分　郁金五分　泽泻八分　猪苓五分　车前子五分　黄芩五分　甘草三分

灯心七条，水煎八分温服。

治年老淋症身体发热方

车前子五合，绵裹煮汁，入青梁米四合同煮粥服之，久服兼能明目。

治赤白淋方

芡实八两，去壳　金樱子八两，去毛，水洗，酒炒　川黄柏四两，炒，蜜拌

共研末，用甘草霜二两、麦冬六分，同熬膏，和前药为丸，如桐子大，每服八十丸，空心白水送下。

治赤浊方

益母草子茎叶研末，热酒一盏，空心冲服。

治白浊方

生白果仁十枚擂水，每日服一枚，其效至捷。

又方　冬瓜仁炒干研末，每日米汤冲服一钱，兼治劳伤明目、益气悦颜等症。

又方　韭菜子一两，炒为末，空心酒冲服一钱三分，

76

兼治梦遗。

治白浊遗淋痛不可忍方

羊角一个烧灰，每用三钱，好酒冲服，即愈。

治夜中遗尿方

将本人所睡席子烧灰，酒冲服二三钱，数次自愈。

治肾囊湿痒方

吴茱萸、青盐煎汤，洗之即愈。或用菟丝子煎汤，洗三次，亦极效验。

治阴肿方

鸡翅毛一束烧灰，水冲服，左病取右，右病取左，甚效。

又方　马齿苋捣烂，服之即消。

治腹内龟病肿硬不堪奇效方

僵蚕末三钱，用白马尿调服，少顷即软。

治肾气虚弱小腹作痛方

妇人油头发烧灰，每用二钱，温酒冲服，痛即止。

治肛门酒痔方

丝瓜烧存性，研末，每用二钱，酒冲服，即愈。

清肝渗经汤

治肾囊玉茎肿如猪肝，小水不利，坠痛等症。

天花粉　苍术　白术　云苓　山栀　厚朴　泽泻
木通　昆布各一钱　甘草　当归　川芎各五分　木香三分，研
末

水煎服。如色红发热者，加黄连、龙胆草各六分。

天乌汤

治小肠疝气，神效异常。
天门冬五钱　乌药六钱
水煎温服。

黄连芍药汤

治大肠结热，肛门秘结等症。
黄连　芍药　黄芩　当归　槟榔　川军　枳壳　川
芎　栀子　连翘各二钱五分　甘草五分
水一碗，煎八分，温服即愈。

补益总论

夫人之生也，阴血为营，阳气为卫，二者运行无滞，
病无从生。自人不知珍摄，或纵情于酒食，或恣意于邪
淫，或嗜欲①太深，或思虑过度，以致五藏六府阴阳偏
胜，不能各安其职，则病即由此起焉。夫气为肺之主，
血乃肝之精，心肾以藏神志，脾胃以司饮食，各有所司，
毫无偏胜，苟失其养，即互相侵克。故应事太繁则伤神，

---

①　欲：原作"慾"，径改。

嚏谈多言则伤气，纵欲相思则伤精，忿怒郁结则伤肝，饮食劳倦则伤脾，久行伤筋，久立伤骨，此七伤之属也。曲运神机则心劳，而为虚汗怔忡；纵情欲则肾劳，而为骨蒸遗泄；恣睢善蒸则肝劳，而为痛痹拘挛；形冷悲哀则肺劳，而为上气喘嗽；动作尤思则脾劳，而为少食多痰，此五劳之属也。古称五劳七伤六极二十三蒸，症候繁多，殊难辨别，但能明其先天后天根本之治，无不痊安，所谓简而不繁，约而无漏者也。盖人之虚也，莫外乎气血两端，血之源在肾，肾属水，水为天一之元，人所资以为始也，故曰先天。气之源在脾，脾属土，土为万物之母，人所资以为生也。二者和平，则六脉受调，偶有侵伤即千疴并起，虚劳之要，莫外乎是。至哉斯言，洵医学之指南耳。

脉息：右手脉细或缓而无力，为气虚；左手脉大或数而无力，为血虚。阳虚脉迟，阴虚脉弦，真气虚脉结。男子久病，气口脉弱则死、强则生；女人久病，人迎脉强则生、弱则死。细心人自能辨别也。

四君子汤

治元气亏损，脾胃虚弱，饮食少进，肢体肿胀，大便秘结，面色痿白，胸膈痞闷，言语轻微等症。

人参二钱，去芦　白术二钱，去芦　白茯苓二钱，去皮
甘草一钱，蜜炙

姜三片，枣二枚，水煎温服。加陈皮，名异功散；加陈皮、半夏，名六君子汤；去茯苓，加干姜，名理

79

中汤。

四物汤

治血虚、血热、血燥等症。

当归三钱，酒洗　怀熟地三钱　川芎一钱五分　白芍二钱，酒炒

水煎温服。

八珍汤

治气血双亏，恶寒发热，烦燥作渴，头眩目晕，大便不实，小便赤涩，饮食少进，小腹胀痛等症。

四君子汤合四物汤即名八珍汤，又名八物汤。

十全大补汤

治元气虚弱，肢体倦怠，一切气虚血虚，十补无一泻也。

人参去芦　白术去芦　五味子　茯苓去皮　当归酒洗熟地　黄芪蜜炙　麦门冬去心　肉桂　炙草　川芎酒炒

姜、枣为引，水煎温服。

按：此方为补血行气之极品，无论老年少壮，一切虚劳杂症，效验如神，有起死回生之妙。但有表症者，切不可服，恐参芪固表以匿贼于室中也。再加附子、麦冬、半夏、肉苁蓉，名十四味建中汤。除茯苓、白术、麦冬、川芎、熟地、肉苁蓉，名八味大建中汤，其治略同。

补中益气汤

治阴虚内热，头痛口渴，表热自汗，不任风寒，脉洪大，心烦不安，四肢困倦，懒于言语，气喘等症。

黄芪钱半，蜜炙　人参一钱　甘草一钱，蜜炙　白术一钱　陈皮五分　归身五分　升麻三分　柴胡三分

姜、枣引，水煎服。

按：阴虚发热，其症颇类于外感，惟东垣知为劳倦伤脾，谷气不盛，阳气下陷，乃阴中之发热也。故制补中益气之剂，得发表清气之品，则中自安而气益盛。此用药相须之妙也。是方用以补脾，所谓地道卑而上行也；用以补肝，所谓郁久必达也。亦可以补心肺，盖损其肺者益其气，耗其心者调其营卫也。惟不宜于肾，以阴虚于下者之不宜升也。

六味地黄丸

主治肾精不足，虚火上炎，腰膝痿软，骨节痠痛，耳聋眼痛，小便淋秘，遗精梦泄，消痰解渴，自汗盗汗，头目眩晕，失血等症。

九蒸熟地八两，忌用铁器，今市间所卖者多用铁锅煮之，切不可用　怀山药四两　山茱萸四两，酒蒸，去核，晒干，取肉　茯苓三两，去皮　粉丹皮三两，去骨　泽泻三两，去毛

上药共研细末，炼蜜一斤，加水一碗，和匀为丸，如梧子大，晒干，收入磁器内，每服三钱，空心盐汤送下，忌三白。如肾水不能养脾土、食少痰多者，姜汤送

下。加麦冬、五味，名八仙长寿丸。腰痛加鹿茸、木瓜、续断。烦渴加五味子。淋遗将茯苓、泽泻加倍。老人小便频数加益智仁，去泽泻，减茯苓一半。年老元虚胞冷不能转，倍加泽泻。遗精去泽泻。虚火耳聋加知母、黄柏、远志、石菖蒲。小儿遗尿加破故纸、益智仁、人参、肉桂。小儿鹤节加鹿茸、牛膝、人参。小儿解颅头缝开解不合加人参。小儿肾经虚热，耳内生疮，肌肉消瘦，加鹿茸、牛膝、五味子。是方为滋补元气、培养本根之圣药，久服方见功效也。按此方加肉桂、附子，名八味丸。陈修园云，六味丸补肾水，八味丸补肾气。凡肾中之真水不足、真火衰微者，其溺必多，是方虽专补肾水，而其妙尤在能利水也。古人用药相需之意深且远也。

一凡肾虚不能制火，宜以六味丸主之。盖命门之火全赖肾水以养之，肾水不足则无以制火而热症由是生矣。少年得此最为可危，久而不治即成咳血之症，可不慎欤？地黄、茱萸其味至厚，味厚为阴中之品，故能滋少阴而补肾水。泽泻味甘咸，甘从土，咸从水，故能入水藏而泻水中之火。丹皮性寒味辛苦，寒能胜热，辛能生水，苦能入血，故能益少阴、平虚热。山药、茯苓味甘，甘从土，土能防水，故能制水藏之邪，且能益脾胃而万病不生矣，所谓缓则治其本也。

一凡烦渴思饮、小便如膏者，宜以六味丸主之。盖是疾皆因肾燥不能生水之故。地黄、茱萸质润味厚，为阴中之品，故可以滋少阴之肾水。丹皮、泽泻能制阳光。山药、茯苓能疗干渴。盖肾水充足则津液自生矣。

一凡纵情房室，肾水枯槁以致烦渴者，宜以八味丸主之。盖肾有两枚，左为肾，右为命门，命门即相火也。夫一阳居于二阴为坎，水火并而为肾，故君子观象于坎而知肾为水火之道焉。自人淫欲过度，以致肾水干枯，水既不足，火必上炎，水下火上不能既济，上则烦渴思饮，下则小便频数。丹溪云，天无此火不足以生物，人无此火不能以有生。盖人生也，水以济火，火以济水，水火既济，心肾乃安。所谓阳无阴而不降，阴无阳而不升也。是方用附子、肉桂以入少阴而益命门之火，用地黄、茱萸以滋少阴而壮坎中之水，用丹皮、泽泻以清其虚热，用山药、茯苓以润其虚燥。水火既足，上则津液频生而烦渴可止，下则开阖有常而小便自利矣。

五子益肾养心丸

沙苑蒺藜子二两，微炒　　甘枸杞子四两　　柏子仁二两　覆盆子二两　　楮实子二两，炒

上药共研细末，用蜜八两，班龙胶少许同炼，次入浮小麦粉四两、芡实粉四两，炼熟和药为丸，如桐子大，每日服百丸，淡盐汤送下。

加减神仙既济丹

春冈刘尚书方

拣官参二两，去芦　　嫩鹿茸二两，酒炒　　山茱萸二两，酒蒸　　甘枸杞二两，酒洗　　嫩黄芪二两，蜜炒　　怀山药二两　　肉苁蓉二两，酒洗　　川巴戟二两，去心，水泡　　五味子二两　　熟

83

地黄二两，酒洗　生地黄二两，酒洗　川牛膝二两，酒洗，去
芦　白茯神二两，去皮　石菖蒲二两，去毛　麦门冬二两，去
心　川杜仲二两，酒洗，去皮　天门冬二两，去心　当归身二
两，酒洗　川黄柏二两，酒炒　菟丝子二两，酒蒸，捣烂，晒干
柏子仁二两　小茴香二两，盐炒　远志二两，甘草水泡　知母
二两

上药共研细末，炼蜜和枣泥为丸，如梧子大，每服
百丸，空心淡盐汤送下，或用酒亦可，忌三白。是方能
滋养肝肾，补益心血，利足膝，实肌肤，悦颜色，真卫
生良方也。

归茸丸

全当归二两，酒洗　嫩鹿茸四两，酥炙　熟地黄四两，酒
蒸　山茱萸二两，去核，酒蒸　怀山药二两，酒蒸　云茯苓一
两，去皮　牡丹皮一两　大附子二两，泡去皮脐　辽五味四两
怀牛膝二两，酒洗　真官桂二两　泽泻片一两

上药共研末，用鹿角胶半斤，以酒打稀，糊为丸，
如桐子大，每服五十丸，空心盐汤送下。

精制五仁斑龙胶法

鹿角连脑骨，净重五十两，截作三寸一段，汲淡泉
井水洗去垢，并将角内血腥秽水去净，后用人参五两、
天门冬五两、去心麦冬五两、去心甘枸杞八两、川牛膝
五两去芦，同角入净罐内，注水至罐肩，以笋壳油纸封
固口，再用大锅注水，置罐于锅内，以文武火煮三昼夜，
取出，去渣，将汁再入砂锅内熬之而胶，即成矣。

84

按：此胶主治真阳亏损，元精枯竭，胃气虚弱，下焦虚惫，以及梦遗自汗，四肢无力。久服能生精养血，益智安神，舒畅三焦，培养五藏，补心肾，美容颜，却病延年。诚虚损中之圣药也。

仙传斑龙丸

鹿角胶　鹿角霜　柏子仁另　菟丝子　生地酒蒸，一日

上药各十两，研末，先将鹿角胶入磁器内，用微火化开，再加酒少许，和药末同置臼内，杵二千下，为丸，如梧子大，每服五十丸，淡盐汤送下。

昔有一道士货此药，歌曰：尾闾不禁沧海竭，九转神丹休漫说，惟有斑龙顶上珠，能补玉堂关下血。

按：此药理百病，养五藏，补精髓，壮筋骨，益心志，安魂魄，令人润泽驻颜，延年益寿，久服身轻，可成地仙。

太和丸附歌

饮食劳役，所关非细，饮食失调，损伤脾胃，劳役过度，耗散元气，脾胃损伤，元气衰剧，乃成内伤，百药难治，保合太和，预防无虑，大补诸虚，专进饮食，清痰降火，解郁消滞，养气健脾，王道之剂，不问老少，男女通治。

炒白术四两，去油　白茯苓二两，去皮　怀山药一两　建莲肉二两，去心皮　全当归四两，酒洗　白芍药二两，酒炒　广陈皮一两　法半夏一两，切片，姜汤炒　川黄连一两，姜炒

枳实片一两，面炒　山楂肉一两，去子　香附片一两，童便炒
炒神曲一两　广木香五钱　龙眼肉一两，嫩　黄芪一两，蜜水
炒　拣东参五钱　白豆蔻五钱，去壳　炙甘草五钱

　　上药共研细末，用荷叶如掌大者煎汤，下陈仓米半
钟，煮稀粥，和为丸，如梧子大，每服百丸，饭后米汤
送下。年少气壮者去参芪。

坎离丸附歌

　　思虑嗜欲，人为所累，思虑过度，心血耗费，淫欲
失节，肾水枯瘁，肾水一虚，心火即炽，酿成劳瘵，药
饵难治，防其未然，坎离既济，补髓添精，调养营卫，
聪耳明目，安神定志，滋阴降火，百病皆治，日诵千言，
不忘所记。

　　拣东参五钱　熟地黄二两，酒蒸　生地黄一两，酒蒸
山茱萸一两，酒蒸，去核　麦门冬一两，去心　天门冬一两，
去心　五味子一两　川黄柏一两，去皮，酒炒　怀山药一两
甘枸杞一两　柏子仁二两　远志一两，甘草水泡，去骨　石菖
蒲五钱，去毛　酸枣仁一两，炒　白茯苓一两，去皮　煅龙骨
五钱　真龟甲五钱，酥炙　全当归二两，酒洗　知母一两，去
毛，酒炒

　　上药合一处，忌铁器，入石臼内捣成饼，晒干磨细
末，炼蜜为丸，如桐子大，每服三钱，清晨空心盐水送
下，或用酒送下亦可，忌三白。

　　按此丸主治读书辛苦，神散易忘，仕宦勤政劳心，
精神昏怠，其效无俦。

86

长春不老仙方

治百损五劳七伤。滋肾水，养心血，添精髓，壮筋力，扶元阳，润肌肤，聪耳明目，安心益智，乌发固齿，返老还童，延年益寿，种子壮阳，却病轻身，长生不老，久服可成地仙。

大熟地二两，酒蒸　生地黄二两，酒洗　天门冬二两，去心　白茯苓二两，去皮，人乳浸制　麦门冬二两，去心　巨胜子二两　甘枸杞二两　菟丝子二两，酒洗，捣成饼　五味子二两　真黄精四两，酒蒸　覆盆子二两　补骨脂二两，酒炒　拣人参二两　嫩鹿茸二两，酥炙　当归身二两，酒洗　山茱萸二两，酒蒸，去核　怀牛膝二两，酒洗　肉苁蓉二两，酒洗　川萆薢二两，酒洗　川巴戟二两，水泡，去心　怀山药二两　赤首乌四两，米泔洗，捶碎，入黑豆同蒸三日　白首乌四两，同上制　柏子仁二两　小茴香二两，盐炒　锁阳二两，酥炙　杜仲二两，去皮，酒炒　真川椒二两，去目，微炒　青盐二两　远志二两，甘草水泡，去心　仙茅四两，酒洗

上药忌铁器，择黄道吉日称合一处，入石臼内捣成饼，晒干磨末，以蜜为丸，如桐子大，每服三钱，空心好酒送下，忌三白。如气血极虚者，用八仙斑龙胶化水为丸；如阴虚火动，素有内热者，加知母、黄柏各二两，用酒微炒，紫河车一个用气壮妇人初生男胎，先以米泔水洗净，次入长流水中再洗，在新瓦上微火焙干。

八仙斑龙胶

拣东参五两　天门冬五两，去心　贡冬肉五两，去心

怀牛膝五两，去芦　甘枸杞八两　赤首乌八两　怀生地五两
怀熟地五两，同生地酒蒸　白首乌八两，切片　老鹿茸五十两，
燎去毛，截二寸长，劈两片，水洗净

　　上药同入大砂锅内，熬汁五次，将渣滤净，再熬至
五碗，则胶成矣。每服银茶匙二三匙，好酒调化，空心
服，或酒化胶为丸尤佳。

吕祖补屋修墙养生诀

　　少年豪气往前为，岂料中年力弱微，休将药饵调真
息，自有元阳养气时。世人莫知阴阳相生之道，当少壮
之时，精力充足，不顾身体，惟贪快活，不知老之将至，
百病来侵，将有补救无术者矣。或因幼失怙恃，任意游
荡，醉饱行房，以致口舌干苦、虚热盗汗，诸病侵染，
百药罔效，吕仙遗传秘诀，用人参不拘多少，切碎，与
小米同煮熟，阴干，选小雌鸡二三只，每日以此米喂养，
待鸡生卵，每日食三五七个，不过百日，功效自见，形
容娇美，返本还元，其功不可具述也。如有乌鸡更妙，
若用雄鸡同食，生抱小鸡，日往月来，其功益难具述矣。

涎青丹方歌

　　人生缘何白发，多因耗损真阳，调摄乃须得法，神
效无过斯方，茯苓四两乳浸，首生男乳为良，浸晒务须
数次，称准八两相当，川椒四两并用，石脂二两非凉，
朱砂五钱称准，牛胆煮过焙黄，再入苁蓉故纸，巴戟龙
骨同量，每味三钱各足，再加鹿角成霜，还须三钱血竭，
胎发五钱配装，前药共研细末，蜜炼小丸增香，每用三

88

十酒服，渐加五十无妨，久服时无间断，丹田暖气腾翔，若欲度生仙藉，车前一合煎汤，须发白能返黑，衰容亦有红光，返老恰如少年，神仙逊让弗遑，此丹真为至宝，非人慎勿传扬。

此药能清头目，除痰降火，润脾肺，止渴生津，开心窍，通气血，暖丹田，补虚损，止咳嗽，调脾胃，进饮食，兼治五淋遗浊，添精壮力。老年服之，延年益寿；少年服之，魂魄安宁；妇人服之，调经养血；小儿服之，化滞镇惊。真回生之圣药，慎勿以平淡忽之。

天王补心丹

主治宁心定志，壮筋骨，益精神，安魂定魄，镇惊悸，却怔忡，除烦热，化痰涎等症。

熟地黄二两，酒煮　白茯苓二两　柏子仁二两，去壳丹参二两　石菖蒲一两　五味子二两　天门冬二两，去心百部二两　全当归二两，酒洗　怀牛膝二两，酒洗　拣人参二两　元参二两　杜仲二两，酥炙，去丝

上药共研细末，炼蜜为丸，每丸重二钱五分，朱砂为衣，每早空心服一丸，灯草枣汤送下。

英国公龟龄集秘方

此方秘传，不可轻泄服。后浑身热燥，百窍畅通，丹田微痒，痿阳立兴，酒多勿攻，食饱勿动，和平缓服，从容无禁，久之纯熟，不拘饥饱，服之日久，鼻内生香，益弱为强，补虚作实，齿坚如玉，发黑如云，行险如飞，

视暗如烛，返老还童，大有功效，种种神奇，笔难尽述。

鹿茸霜一两，一方多五钱，要茄茸　生茸一两五分，炒，醋煮一昼夜，埋土内，三日取出，晒干　穿山甲一两，以圆大而老者良，火酒浸软，取出，用苏油搽炙黄色　细辛一钱，以新细者良，醋浸，晒干　生地黄八钱，以粗大而直者良，用人乳浸一宿，晒干　天门冬四钱，以粗大者良，酒浸半日，焙干　熟地黄六钱，以粗大而直者良，酒浸一宿，用新瓦焙干　当归五钱，以坚陈者良，酒浸一宿，焙干　石燕子一对，以圆而坚者良，酒浸一宿，取出，投火中烧红，再投姜汁中浸之，以湿透为度　地骨皮四钱，以轻而白者良，蜜水浸一宿，晒干　小丁香二钱五分，以色黑者佳，用花椒炒一炷香　肉苁蓉九钱，以咸而大者良，酒浸一宿，用麦麸炒极干　辰砂二钱五分，以有光者良，用乔麦面蒸过　杜仲二钱五分，以厚实者良，面炒去丝，童便浸一宿，晒干　淫羊藿二钱，以厚者良，人乳拌匀，炒干　大附子三钱，去皮脐，以每重一两、正而直者良，蜜水浸三炷香，再以白水煮三炷香，取出晒干　小雀脑三十对，用雄雀，以头上毛大色青黄而圆厚者良，每十脑以白硫拌匀，摊纸上晒干，取脑必须十月　红蜻蜓十对，配一雄一雌用，五月上旬交配者尤佳，去翅去足，晒干，身长者为雄，身短者为雌　甘菊花一钱，以色黄而小者良，童便浸过，晒干，重阳日采配尤佳　甘草六钱，以黄大者佳，去粗皮，蜜炙　破故纸二钱，以黑而实者良，酒浸用，新瓦上焙干　青盐四钱，以大块者佳，用河水洗净，晒干　海马一对，用一雌一雄，以全大者良，入铜锅内酥油煎至色黄取出　砂仁四钱，以肥大者良，去皮，晒干　锁阳三钱五分，以坚而肥大者良，火酒浸七次，焙七次，干　牛膝四钱，以大而黄者良，酒浸三宿，取出焙干　白凤仙花子二钱五分，以轧大者良，中秋日采，

90

就再用井花无根水浸一宿，新瓦上焙干　南荀棋子三钱五分，以鲜红而大者良，此药最不易觐，如不能得，以甘枸杞代之，蜜，酒浸过，晒干　紫梢花四钱，以鲜而未落者良，酒浸一宿，瓦上隔纸焙干

　　上药共二十八味，炮制修合须用甲子庚申吉日良时，入净室，勿令孝服、产妇、鸡、犬、猫类见之。将诸药分两称准，共研细末，匀和一处，装入瓷罐，沙泥封固口，重汤煮三柱香，取出开口，夜露一宿，捏作一块，入银盒内，盐泥封固，外用纸筋泥包成团球，日中晒干，用六角铁鼎一个，置球其中，用铁线向鼎内十字拴紧，悬于鼎中，镕化黑铅倾入鼎内，包合银盒为度，候冷定，放入灰缸内，灰用桑柴灰，火行三方，去鼎三指许。火用炭基，重一两六钱，长五寸。炭基之法：打炭成屑，用熟红枣肉拌匀，晒干听用。辰戌二时换火，六角间用，不时向鼎内滴水，水声为验。如有声而水遽干，是火过迫，将火略远指许，如无声而水不干，是火过缓，将火稍近指许。温养三十五日，将铅烙开，倾盒地下，冷定开盒，药紫黑色，清香扑鼻，收入瓷罐内，勿令泄气。初服二分，渐加至三分为止。服法，药置手心，舌舔入口，黄酒送下，食干物一二口以压之。此药有起死回生之功。年老气衰者服此尤为相宜，屡试屡验，神效异常。即至奄奄待毙服之皆可挽回，洵卫生之宝丹也。

静功呼吸妙诀

　　人生以气为本，以息为元，以心为根，以肾为蒂。

91

天地相去八万四千里，人心肾相去八寸四分。此肾是内肾，脐下一寸三分是也，中有一脉以通元息之浮沉。息总百脉，一呼则百脉皆开，一吸则百脉皆阖，天地化工流行亦不出呼吸二字。呼吸常在心肾之间，则血气自顺，元气自固，七情不炽，百病自消矣。

一每遇子午卯酉时，入静室中，铺厚褥于榻上，盘脚跌坐，瞑目视脐下，以棉塞耳，心绝念虑，以意随呼吸，一往一来，上下于心肾之间，勿亟勿徐，任其自然，坐一炷香后，自觉口鼻之气渐渐柔和，又一炷香后，又觉口鼻之气似无出入，然后缓缓伸脚开目，去耳塞，下榻行数步，再偃卧榻上，少睡片时，即起啜淡粥半碗，不可劳动恼怒以损前功。如能每日专心依法，行之两月之后自见功效。慎勿轻视也。不炼金丹且吞玉液，呼出藏府之毒，吸采天地之清。太上玉轴六字气诀道，藏有玉轴经言，五藏六府之气，因五味薰灼不和，又六欲七情积久生疾，内伤藏府，外攻九窍，以致百骸受病。轻则痼癖，重则肓废，又重则丧亡。故太上悯之，以六字气诀治五藏六府之病，其法以呼泻藏府之毒气，以吸采天地之清气，当日小验，旬日大验，年后则万病不生，延年益寿，洵卫生之至宝也。呼有六字：曰呵，曰呼，曰呬，曰嘘，曰嘻，曰吹。吸则一而已。呼法以呵治心气，以呼治脾气，以呬治肺气，以嘘治肝气，以嘻治胆气，以吹治肾气，此六字气诀分主之义也。凡天地之气，自子至巳，为六阳时；自午至亥，为六阴时。阳时则对东方，勿尽闭窗户，然忌风入，须解带正坐，叩齿三十

92

六通以定神，先扰口中浊津漱练二三百下，俟口中成清水即低头向左而咽之，以意至丹田，候汨汨至腹间即低头。开口先念"呵"字，以吐心中毒气，念时耳不得闻声，闻即气粗，恐损心气也。念毕仰头闭口，以鼻徐徐吸天地之清气以补心气，吸时耳亦不得闻，吸气闻即气粗，亦恐损心气也。但呵时宜短吸时宜长，即吐少纳多也。吸毕即低头念"呵"字，复不得使耳。闻声呵毕，又仰头以鼻徐徐吸清气以补心，亦不得闻吸声。如是者六次，即心之毒气渐散而清气徐来矣。再以呼字诀照前呼之，继之以吸先以呼散脾毒，而以吸补脾元；次以呬泻肺毒，以吸补肺元；以嘘泻肝毒；以吸补肝元；以嘻泻胆毒，以吸补胆元；以吹泻肾毒，以吸补肾元。如此者各六次，是谓小周。小周者，六六三十六也。三十六而六气偏藏府之毒气渐消，病根渐除，祖气渐完矣。再看受病之藏府，如眼病，念嘘嘻二字各十八遍，仍每次以吸补之，总之三十六数是为中周。中周者，第二次三十六通为七十二候也。再依前六字呼法各行六次，仍须继之以吸，愈加精虔不可怠忽，此第三次三十六通是为大周。总之一百单八次是为八百诀也，凡午时属阴，如有病对南方行之，盖南方属火，所以却阴毒也，余皆用子巳阳时面东方，端坐榻上，将六字各行六次，是为小周，可以治眼疾。凡眼中症候，此诀最效，他病亦皆效验如神。此诀乃太上慈旨，得之玉轴真经也。如病情甚重者，每字念五十次。凡三百而六府周矣，其漱炼咽液叩齿仍依前法行之，如是者三次，统计即九百次矣。无论何症，虔心持之，立见功效。但遇天气不和之际慎勿取气，孙真人云，天阴瘴雾恶风猛寒，勿取气也。盖恐受不正之气也。

相国袁郡八十八翁介溪记

正德戊寅岁二月中旬，有胡僧貌黟而顾者造门谒余，与之语，语不异常，诘其所长，自称善噉饭，余曰："噉饭何奇？"僧曰："人皆噉饭，多噉则饱，僧且无饱，弗噉则饥，僧且无饥。"余亦未深信，因呼从者延之别室试之，为爨米三升面如之，杂以幽菽菜蕈诸物，僧据按狼食斯，须殆尽时，余方治官，未暇诘其所，以从者问："师饱乎？吾将以复主人耳。"僧答曰："吾安得饱？"居两日问："师饥乎？"曰："吾安得饥？"无何遂去，亦不知其踪迹。久之，僧复来踵门，语余曰："吾欲为公营一功德，乞十金斋百僧，公诺之乎？"余应曰："十金可辦也。"僧因复留。与之食，食如前。适有客从海上来者，顾余论金丹，僧闭目摇首曰："公劳矣。适所讲求者，无论未成成竟。尔食耳。"余以其言异，复稍稍叩之，僧曰："天地间自有一种丹耳，非石非金，丹在灵台，金石无用也。"时夜将半矣，僧手出一物示余，乃剃度谱也。以羊皮为之，迹渐磨减犹依稀可观。僧指示余曰："此宋元以前人也，昔在五台山趺坐时，有一黄冠者授我服食，方得而服之，十年之后，不知其身轻于鸿毛也。公①倘

_____

① 公：癸未本原上有"也"，据丙申石印本删。

94

欲闻之则举，告公勿须学金丹也。"笔楮既具，僧口诵其诀，使余自书，书讫读之，亦无他奇也。僧知余易之，乃起而执余手曰："公无讶，吾非欺于人者，稔而试之可也。"飘然遂去，莫能挽留。余亦就寝，置之篋笥中不复措意焉。继而余请告归，每意有不歉辄闷，闷废餐移，时而悠然若饥焉，方欲坐自诊脉制方药以疗之。忽有妇人向余言曰："公不忆胡僧乎？公尝曰渠大嚼弗饱，弗食弗饥，今其方尚存，盖试之。"余笑曰："微汝言吾几忘之，向固疑其鹿马而博十金也，今姑妄为之，不中无损也。乃命童采取其所修治者，一惟其方是依，服后即诸疴如遗矣。未几而饥，粟遍体生，生而复平，平若换皮骨焉。始信胡僧弗欺人也，当时彼岂无奇术可摄生乎？觌面遇之而交臂失之，良可惜已。余服是方多年矣，虽未能忘饱忘饥而如胡僧之延年益寿，使余至耋至耄而耳听目明焉，则胡僧之德也。使以是方而授他人，安知不以余之疑胡僧者疑余乎？因识其颠末俾世之知音者，依方服之，以同登寿域云尔。

扶桑至宝丹歌

扶桑扶桑高拂云，海东日出气氲氲。沧海变田几亿载，此树移根今尚存。结子如丹忽如漆，绿叶英英翠可扪。真人采窃天地气，留与红霞共吐吞。濯磨入鼎即灵药，芝术区区未许群。餐松有人已仙去，我今朝夕从此君。叶兮叶兮愿玉汝，绿阴里面有①桃源。

胡僧曰，蚕食吐丝结成锦绣，人食生脂延年益寿，盖嫩桑之叶性本和平，不冷不热，生于郊野之外者，惧为蛇蝎所沼，必须择家园中嫩而存树者，采数十斤以长流活水洗之，去其蒂，暴于日中晒干，研末，再加巨胜子末，炼蜜为丸，如梧桐子大。但须卜吉日择一诚实之人授以修制之法，不可委诸僮仆。宜在静室中，屏去妇人、女子以及鸡犬等类，修合既成，日服二次，约百丸，白滚水送下。三月之后，遍体生胈粟，此是药力所行，慎勿惊恐，旋即遍体光润如凝脂然。服至半年之后，精力倍生，诸病不作，久服可跻上寿。老人服此，步健目明，须白返黑，又能消痰生液，补髓益精，功效异常。此仙家饮食上品，不可轻视，传匪其人尚有殃咎。慎之宝之。

六味地黄丸加减方

茯苓四两，乳拌蒸　山药三两，微炒　山茱萸一两，去核，酒炒　泽泻三两，盐水炒　生地八两，酒蒸　牡丹皮八两，酒洗

加肉桂一两，川附子二个，童便制，名金匮地黄丸。

加黄柏二两，盐炒，知母二两，酒炒，名滋阴地黄丸。

加甘枸杞四两，酒炒，菊花三两，名明目地黄丸。

---

① 有：癸未本和丙申石印本均无，据《古今图书集成医部总录卷三三〇》"扶桑至宝丹歌"补。

加肉苁蓉三两，酒洗，破故纸四两，盐炒，名固本地黄丸。

加麦冬三两，去心，天门冬三两，去心，威遂四两，炒，川贝母二两，去心，桔梗三两，名宁喇地黄丸。

加杜仲二两，盐炒，破故纸三两，酒炒，肉苁蓉四两，酒洗，去鳞，楮实子四两，酒炒，菟丝子四两，炒，五味子三两，炒，肉桂一两，川附子一个，童便制，名菰老打丸。

加牡蛎一两五钱，石莲肉二两，芡实二两，菟丝饼五两，炒，青盐二两，名保精地黄丸。

加牛膝三两，酒炒，木瓜三两，秦艽二两，去芦，车前子三两，炒，川续断四两，亦名金匮地黄丸。

以上俱炼蜜为丸，如桐子大，按症用汤送下。

佐德丹

此丹参健脾强胃，理气化痰，进饮食，生气血，长精神，美颜色，消积滞，通血脉，养肺气，无刑无克，极称王道。

白术　苍术　半夏　香附　白蔻　白芍　厚朴　神曲　山楂　茯苓　甘草

上药称各等分，共研细末，炼蜜为丸，如桐子大，每服三钱，临卧米汤送下。

制山药酒膏方

此酒能补肾虚损，益颜色，补下焦虚冷，小便频数，四肢无力等症。

拣洁净山药于砂盆内研细，入铫中，以酒一大匙熬之，香溢再添酒一盏，搅匀，空心饮之，每早一饮，神效异常。

法制青皮方

青橘一斤，水浸，去苦味，去瓢　白盐花五两，炼净　茴香四两　甘草六两，蜜炙

上药用甜水一斗，共一处煮之，不住搅，勿令着底，俟水尽，用慢火焙干，勿焦，去甘草、茴香，只取青皮出，蜜拌收存。常食安神调气，消食解酒益胃，不拘老少，食后常服数片，其功效不可尽述。

养仙丸

天秘狼牙草即九节菖蒲　定心补命草即远志　月里嫦娥草即菊花　金精清凉草即生地　大壮金刚草即牛膝　养心升仙草即枸杞　八十老人无病草即地骨皮

以上七药称各等分，研细末，炼蜜为丸，如麻子大，每早空心服五十丸，或酒或水送下。服至五十日，百病不生；至百日，容颜光润；至一年，发白转黑；至二年，骨髓坚实；至五年，行走如乘风，渐至仙境。但服药时不可令妇人、鸡、犬等物见之。

秘传广嗣固本益寿丸

温肭脐一个，用甘草水浸洗，再用黄酒浸软，去毛，切片，新瓦上焙干　破故纸一两五钱，酒洗，炒　熟地五两　山药二两　鹿茸一对，酥炙　山茱萸二两　白术一两五钱　沉香六钱　人

参一两五钱　龙骨二两，酥炙　川牛膝一两七钱，盐炒　肉桂八钱　附子八钱，甘草、黄连、童便制　杜仲一两二钱，盐水炒　锁阳一两五钱，酒制　枸杞二两　菟丝子一两五钱

上药共研细末，炼蜜为丸，如桐子大，每早空心服二三钱，淡盐汤送下。

暖脐固精丸

生附子五钱　丁香三钱　肉桂四钱　胡椒五十粒　人参六钱　大茴香四钱　麝香二钱　乳香四钱　没药四钱　龙骨一两二钱

上药共研细末，以蜜为丸，如菀豆大，每用一丸，入脐内，外用暖脐膏贴之。

萃仙种子方

治咳嗽痰喘，小便频数，阳事痿软，四肢无力，困倦发热等症。

沙苑蒺藜八两　莲花蕊四两　芡实四两　大熟地八两　山茱萸四两，酒洗　怀山药三两　白茯苓三两　五味子三肉　贡冬肉二两，去心　牡丹皮三两，去骨　益智仁二两，盐水炒

共研细末，炼蜜为丸，如绿豆大，每服七八十丸，空心酒送下，或用盐汤亦可。如膝痛，加鹿茸、当归、续断、木瓜；烦渴，加麦冬、五味子各一两；如下元虚冷、小便频数、膨胀切痛，加泽泻，去益智仁、茯苓。

秋石四精丸

秋石一两　大茴香一两　莲肉一两　川椒一两

共研细末，炼蜜为丸，如绿豆大，每服百丸，酒送下。

健脾养胃丸

山茱萸一钱　人参二钱　当归一钱　防风一钱　白术一钱　肉苁蓉一钱　附子一钱　白芍一钱　川芎一钱　杜仲一钱　大熟地一钱　黄芪一钱　羌活一钱　牛膝一钱　甘草一钱

上药共研末，炼蜜为丸，如桐子大，每服六七十丸，酒送下，或用水送下亦可。久服能益精神、健脾胃、光容颜、发白转黑、身轻如飞、百病不生，功效无穷，毋以平淡忽之。

治阴虚夜热方

地骨皮，蒸，酒服之，自愈。

扶桑至宝丹

嫩桑叶一斤，以长流水洗净，去蒂，晒干　黑芝麻四两

共研末，用白蜜一斤炼和为丸，早晚白水送下。

治男妇虚劳体瘦方

青蒿细剉，水三升，入童便五升，同煎至一升半，去滓，入锅内熬成膏。每晨夕空心温酒调服。

按：本草青蒿治骨蒸痨热，又能止盗汗，开胃明目，初中益气；童便性寒而平淡。凡气血虚者，宜常服之。

止血四汁膏

雪梨、藕汁、蔗汁、萝卜汁各一盏，同入大碗内，置锅中浮水上，用微火熬成膏，早晚服三钱，用白滚水调服。如火盛吐血不止，加童便、侧柏叶汁、薄荷汁、旱莲汁各一盏；脾胃虚寒，饮食作呕，加姜汁、艾叶汁各一盏，痰多加竹沥；如胸膈疼痛，内有瘀血，加韭菜汁一盏；气盛作喘，加青桔叶汁一盏。是方以汁煎膏，得草木清华之气，故有清火补虚之功。如无雪梨，加蜜糖少许亦可。

治肾虚腰脚无力方

生栗用袋盛，悬干，每日服十枚，再服猪肾一个，作粥食之，其效甚捷。

治气血虚损饮食少进方

莲肉不拘多少，去皮，酒浸一宿，入猪肚中，水煮烂，捣成饼，焙干，研末，酒和为丸，如桐子大，每用五七十丸，饭前温酒送下，其效异常。

天冬膏

主治润肺补肺，止嗽定喘，消痰退热，肺痈吐血等症。天门冬不拘多少，滚水泡去皮心，捣烂，入砂锅内，水煮去滓，再入蜜糖熬成膏，收瓷罐内，早晚用三五钱，滚水调服。

胡麻散

治脾胃虚弱，心肺燥热，一切肾虚等症。

黑芝麻，水淘净，九蒸九晒，去皮，捣末，早晚用三钱，白滚水调服。

旱莲膏

此膏能乌须发，益肾滋阴，明目固齿，止吐血、泻血、血痢等症。

旱莲草二十斤，捣汁，去滓，入砂锅内熬成膏，入蜜少许，收瓷罐内，早晚用二三钱，酒冲服。

补肝明目散

冬瓜仁二升，以绢袋盛之，投三沸汤中，须臾取出，曝干，如此三度，再以清苦酒渍二宿，晒干为末，酒调服，可以明目延年益寿，兼治男子五劳七伤等症。或取冬瓜子三五升，去皮为丸，空心服三十丸，亦极效。

秘传豆黄丸

治湿痹膝痛，五藏不足，脾胃气积等症。

黑豆一升，水浸透，罾①上蒸熟，铺席上，用荷叶或蒿覆之，如造酱法，七日黄透取出晒干，去黄为末，炼猪油为丸，或加蜜少许，每服百丸，温水送下。

---

① 罾：音"增"，zēng，一种网。

豆酒方

治中风口眼歪斜，头风头痛，以及妇人产后血瘀血热，烦燥瘈疭，口渴身痒，呕逆头旋，一切虚症。

大黑豆三升，炒熟至出微烟，入瓶中，以酒五升浸之，经日即成，随人酒量饮之，醉后以被盖覆之，令出微汗即愈。

治风热咳嗽明目方

嫩桑叶不拘多少，晒干煎汤，当茶随时饮之。

治骨蒸劳热方

地骨皮一两　小青草三钱　六月雪五钱　柴胡二钱　胡黄连一钱　薏米三钱

上药用乌骨鸡一只，剖开洗净，将药塞鸡腹内，以线缝密，用酒水各半煮熟，下酒，食其肉，其骨炒焦共药研末，炼蜜为丸，如桐子大，每日已申时服三钱，白水送下。

治怔忡方

半夏、茯苓、人参各等分，水煎温服，自愈。

又方　辰砂五分、当归五钱，以猪心血为丸，临睡时酒服尤效。

补中益气丸

主治肾经虚损，目眩耳鸣，四肢倦怠，心腹胀满，

103

足膝酸痛，步履艰难，小便频数，水道涩痛，遗泄五淋等症。

菟丝子五两，淘去沙土，酒煮烂　白茯苓二两，去皮　建莲子二两，去心　怀山药二两

上药共研末，将山药用水煮稠，和药为丸，如桐子大；每清晨空心服二三钱，白汤送下。

治盗汗自汗方

盗汗者，睡著后始有汗出，是阴虚也；自汗者，病后身弱出汗，是阳虚也。用五倍子为末，唾调涂脐上，以绵缚一宿即止，再用人乳调末，蒸热为丸，如栗子大，每用一丸置脐内，以胡桃壳覆之，绢帛缚定，勿走，隔一宿即止。

又方　生地黄　熟地黄　黄柏　黄芩　黄芪　黄连上药各一钱，水煎温服，即愈。

又方　乘露采桑叶，焙干为末，每用二钱，饭后米汤冲服。

又方　枯白矾二钱为末，津唾调，涂脐上，外以膏药贴之自止。

又方　韭菜根四十九条，水一升，煎半升，频服自止。

又方　经霜桑叶煎水，随时饮之自止。

又方　浮小麦用文武火炒焦为末，每用二钱五分，米汤调服，或煎汤当茶频饮亦可。

又方　猪嘴唇煮熟切片，蘸食尤效。

104

又方　黄芪、黑豆煎汤，饮之半月，即全愈。

治盗汗方

五倍子末加荞麦面等分，水和作饼，煨熟，每晚食三两个，勿饮茶，甚效。

治男妇虚损怔忡浮肿咳嗽方

茯苓　茯神　熟地　白术　麦冬　枣仁　香附各一钱川芎　远志　苍术　木通　归身　陈皮　神曲各八分　砂仁　甘草各三分

引用姜三片、水二钟，煎八分，温服。

治肾泻方

凡人五更时泻，名曰肾泻。盖因阴虚脾湿不能制水，以致水下泄也。

五味子二两，水煎，分两次服之，其效甚速。

九仙黄道糕

此糕能养精神、壮元气、健脾胃、进饮食、补虚损、生肌肤、除湿热，无论大小人皆可以服。

薏苡仁四两　白茯苓四两　怀山药四两，炒　大麦芽二两　建莲肉四两，去心　白扁豆二两　真柿霜一两　芡实二两，去壳　上白糖二十两

上药共为极细末，入粳米粉五升，蒸糕晒干，不拘时任意食之。

安神散

治男子遗精白浊，大小便数涩，心神恍惚，酒色过度，脾胃虚弱等症。

远志肉　白龙骨　石菖蒲　桑螵蛸如无叶，用皮亦可拣东参　白茯苓　全当归　龟板各一两，醋炙

上药共研极细末，每日临卧时用一二钱，以人参煎汤调服，共效无俦。

痿症总论附历节风痛

凡人肌肉痿弱，筋骨无力，手足不能运动，致成痿躄，人多误为风热，妄投攻散之剂，鲜有不败者。不知痿躄之症，多因足三阴虚损，肝、脾、肾、元气不足，以致精血亏耗而成斯疾。《内经》云，治痿独取阳明。盖阳明为气血之海，凡调和五藏，洒陈六府，皆此气血之用。故阳明盛则宗筋润，阳明衰则诸脉涸，则治痿躄者，不可不独取阳明也。然肝、脾、肾三经尤当分别治之，盖以脾气虚者，无力不能运动；肾元弱者，精虚不能灌溉；肝筋急者，血虚不能荣养。故筋痿则宜滋其肝，肉痿则宜益其脾，骨痿则宜生其精，非用峻补之剂奚以成功？然治此疾成功最缓，切不可因缓而怠治，慎之慎之！

治痿躄通方

当归　白芍　杜仲　牛膝　黄芪　白术各一钱，炒

熟地二钱　知母　黄柏各八分

水煎，空心温服。

治软痛方

桦皮烧灰为末，每服二钱，酒调送下。

治筋骨疼痛手足痿弱方

白术　羌活　赤芍　当归　甘草　海桐皮　白芷　郁金　乌药　香附

称各等分，水煎，空心温服。

治筋骨酸痛及男妇腰背软痛手足痿弱方

老鼠刺叶剪去叶上刺，好酒拌匀，九蒸九晒　红花一两，炒
虎骨一两，煅存性　当归一两，酒浸，炒焦

共研细末，沙糖调服五钱，每日三次，自愈。

治风气痛方

老姜　凤仙叶　香油　川椒末

共捣如泥，擦患处。或用凤仙花子煎汤洗之，亦极效。

又方　鱼胶四两，姜汁一碗，共调一处，熬膏摊布上，贴痛处即止。

治手足冷痛方

樟木屑一升，取急溜水一石，煎极热泡之，乘热安足于桶上熏之，再以草荐围作，勿令水气入目，其效甚

捷。一切风湿脚痛而浮肿者，依此方治之皆效。

治历节风方

松脂二十斤，酒五斗，浸二十七日，每服一合，日服五六次，渐愈。

凡人遇天将雨而手足作痛至夜尤甚者，古人谓之白虎历节风。盖历节疼痛如虎之咬也，此症多因痰湿血虚，未可尽以风治，恐药过燥烈，血愈虚而痛愈甚矣。

治骨节痛方

乳香一两　　没药一两　　皮胶二两　　生姜二斤，取汁

生用姜汁煮胶，次入药末，摊布上，贴患处，再以鞋用火炙热熨之，即愈，忌铁器。或加葱、蒜汁各一碗，亦极效。

治风热臂痛方

桑枝一小升，切，炒用，水三升，煎二升，服数次即愈。

治脚腿红肿热如火炙方

用铁臭水涂之即解。

治手足风痛及酒脚痛方

姜汁、葱汁各一碗，醋一小碗，牛皮胶八两，用微火同熬成膏，摊青布上，贴痛处即止。或加蒜汁、急性花汁各一盏，尤极效。

又方　木通二两，煎汤服三次，立愈。此方治风热作痛、小便赤涩等症，其效异常，惟血虚者不宜服。

治风腰脚痛不可踏地方

松叶一升，捣烂，用酒三升，浸七日，每服一合，日服三次，或研末，酒冲服，或蜜为丸，俱可。

按松叶酒浸，行血中之风，治脚膝酸痛，及中风口眼歪斜，历节风痛，皆极效。

治鹅掌风方

真蕲艾五两，用水五碗，煮数次，入大口瓶内，以麻布二层覆口，将手心置瓶口上熏之。如冷，再煮熏数次，即愈。

又方　槐皮、花椒、大麦、地骨皮、艾叶、鸽粪、白芷煎汤，先熏后洗，每日数次，愈后再用猪蹄汤频洗，可以除根。

又方　先用热水洗手，再用石柏枝煅为末，以滴卤调之，搽患处即愈。

又方　雄黄、穿山甲火烧，以烟熏数次，自愈。

痰嗽总论

咳嗽一症，虽有六气五藏之分，而其要多本于肺。盖肺主气而属金，金为水之母。凡人阴损于下，必致阳孤于上，金枯水涸则肺燥，燥则痒，痒则嗽，有不能自已者矣。《内经》云，无痰而有声者谓之咳，肺气伤而不清也；无声而有痰者谓之嗽，脾湿动而为痰也；有声有痰者谓之咳嗽，肺气伤而动于脾湿也。诸说纷纭，而其症莫外乎内伤与外感。其为寒热、气结、鼻塞、声重、头痛、吐痰者，此外感也，症属有余，其来最暴，投以辛散之剂，解去外邪，则肺气清而嗽自愈矣。其为形容瘦减、精神倦怠、两颧常赤、气短喉干者，此内伤也，症属不足，其来甚缓，治宜滋润，使阴气复而肺自安矣。治嗽之要，莫外乎是。若夫痰之为症，虽曰风痰、湿痰、寒痰、热痰、酒痰、食痰，症非一端而尽，而考之《内经》，并未有言痰之为患者。盖人身津液，无非水谷之化，气血盛则生津液，气血衰则成痰涎，是痰由病而生，非由病而生痰也。世之治痰涎者金曰：降火清肺，火降而痰自除矣。不知痰有寒热虚实之分，亦有外感内伤之别，或补或泻，各宜因症而施，不可专以清降为主，以致不救。审之慎之！

竹沥达痰丸

此药能运痰于大肠，从大便出，不损元气，极效。

半夏二两，水泡洗七次，用生姜汁浸透，晒干，切片，瓦上微火炒　人参一两，去芦　茯苓二两，去皮　陈皮二两，去白　甘草一两，炙　白术二两，炒　大黄三两，酒浸，晒干　黄芩三两，酒炒　沉香五钱　礞石一两，捣碎，用焰硝一两，和匀，入银罐内，用瓦片盖口封固，晒干，以炭火煅黄色

上药共研末，用竹沥一大碗、姜汁二钟，和匀，入

110

锅内熬一刻许，入前药末和，捣如稀泥，收磁器内晒干，仍用竹沥、姜汁，如前法和捣，如此三次，再用竹沥和为丸，如小豆大，每服百丸，食远米汤送下。

涤痰丸

此药清肺消痰定喘，解酒毒，除一切痰火，神效异常。

广陈皮先用井水洗净，每一斤用食盐四两，同入水，浸一指深，再入锅内煮干，略出筋膜，切小片炒干，每陈皮一两，入甘草二钱，共为末，每日早晚服二匙，白水调服。

清热化痰利肠丸

薄荷研末，蜜为丸，如芡实大，每噙一丸，化之自愈。

治痰火方

牛黄五钱、明矾一两研末，以真麻油三两浸之，当痰火发时，服一二匙，痰自下。

又方　选老西瓜一个，刮去青皮，钻一孔，入蜜一碗，用绳系挂于当风处，过春冬二季。凡痰火咳嗽者，服半小钟，立愈。

又方　天萝水两大碗，霜降后离地三四尺者，割断插瓶中取汁，姜汁一小钟、瓜蒌仁、天花粉、羌活、红花各等分，上药共熬成膏，调服即愈。

按：天萝水治痰火咳嗽，诚为圣药。但须收入磁器内，勿令泄气也。

五虎二陈汤

治哮吼，喘息，痰盛等症。

半夏姜炒　茯苓去皮　陈皮　杏仁　麻黄各一钱　石膏一钱　人参八分　细茶一撮　沉香　木香各五分

水煎温服。

治痰火气结喉中咽物不下方

胆矾　硼砂　明矾　牙皂　雄黄

上药称各等分，研末，用枣泥为丸，如芡实大，空心噙化一丸，愈后再服苏子降气汤，自愈。

治风痰喘嗽夜不能眠方

僵蚕一两、好茶末一两，每用五钱，临睡滚水冲服，连服七次可以除根。

加减二陈汤

专治痰嗽等症。

怀山药一钱五分　茯苓一钱五分　香附一钱五分　白术一钱五分　当归一钱五分　山楂肉一钱五分　川芎一钱五分　芡实一钱五分　陈皮五分　甘草八分

冬季加肉桂一钱去皮。

痰多加川贝、干姜各八分。

食积加麦芽一钱四分，半夏八分。

112

水二钟，煎八分，温服。^①

治新久咳嗽方

苏叶　陈皮　半夏　前胡各六分　桔梗八分　杏仁二十一粒　枳壳　紫苑　桑皮各六分　木香二分，研末另入　生草三分　金沸草五分

生姜三片、白萝卜一块，水煎服。

化痰止嗽汤

此方无论男妇皆效，屡试屡验。

真苏子八分　紫苑茸一钱　酒芩　麦冬　橘红各八分　制半夏七分　枇杷叶六分　白果五个，去壳

水一钟半，煎八分，温服。

又方　白茯苓、桑白皮、麻黄、桔梗、半夏、贡冬肉各一钱，五味子三分，莲须、陈皮各一钱，元明五分，生甘草一分，水一钟半，煎八分，早晚服。

又方　白茯苓、桑白皮、生地、归身、杏仁、车前子各一钱，麦门冬八分，商壳八分，水钟半，煎服。

治痰多咳嗽气喘神验方

川贝母一钱，另研　桑白皮　白茯苓　紫苑　枇杷叶各一钱　车前子　炒杏仁　薄荷各六分　广陈皮七分　杭白芍　酒芩各八分　前胡七分

姜一片，灯心十四条，水一碗，煎八分服，数剂自愈。

---

① 水二钟，煎八分，温服：原无，据丙申石印本补。

治妇女咳嗽神效方

远志一钱五分　归身一钱五分　阿胶一钱四分　破故纸一钱四分　半夏一钱四分　桔梗一钱一分　知母一钱一分　陈皮八分　五味子一钱一分　炒仁米一钱八分　甘草四分

生姜小片，胡桃仁二个，水煎服，嗽止勿服。

治痰喘咳嗽方

萝卜子半斤，淘净焙干，炒黄研末，糖和为丸，如芡实大，绵裹噙口内，咽下汁将滓唾出，即愈。

又方　白蚬壳以多年者良，烧存性，研极细末，每用一钱，米汤调服，日服三次，渐愈。

薏苡散

治咳嗽唾脓，腥臭有血，并胸中隐隐作痛，此肺痈非痰火也，服此其效如神。

薏苡仁三两为末，用水三升，煎三合，入黄酒一合，作五次温服，或炒黄为末，酒冲服亦可。

按薏苡治肺痈吐脓血，消湿气利肠胃之圣药。故取效甚捷。

双白散

治痰火咳嗽，一切吐血唾脓等症。

桑白皮一斤，刮去粗皮，米泔水浸一宿，取出，切碎，入白糯米四两，同焙干为末，每服二钱，米汤冲服。

按：本草桑白皮能泻肺经客热，治一切喘嗽烦渴、痰中见血，补肺气不足；白糯米能补肺健脾，是方药虽平淡而取效甚捷也。桑①白皮即桑树根皮，取土内东行根良，用铜刀削取，若出土者，杀人，不可取用也。

消痰止嗽汤

专治妇人经水不调、腹痛、痰多作嗽，兼能受孕，神效异常。

大熟地一钱　牛膝肉八分　川芎一钱　归身一钱　白芍八分　拣东参三分，另服　怀山药八分　阿胶一钱　香附一钱　黄芩八分，酒炒　泽泻片八分

水煎八分，空心临卧温服。

又方　全当归八分　大生地一钱五分　香附米八分　赤芍八分　王不留一钱　刘寄奴八分　滑石粉一两　泽兰七分　椿树皮六分　真红花五分　泽泻片八分　通草三分　生甘草三分　水三碗，煎八分，频服自愈。

又方　熟地黄二两　吴茱萸二分　当归一钱五分　川芎一钱　制香附一钱　元胡索六分，醋炒　陈皮七分　茯苓六分　白芍一钱，炒　丹皮五分　水一大碗，煎八分，温服，三剂即愈。

又方　川贝母、茯苓、薏米、麦冬各一钱　陈皮、山楂肉各八分　前胡、百合、杏仁、冬花各八分　法半夏七分　甘草五分　生姜三片　灯心十四条　水煎服。

---

① 桑：原上有"也"，据丙申石印本删。

治多年咳嗽不止方

取多年瓦尿壶，愈久愈好，以水洗净，用黄酒半斤装入壶内，以羰草塞紧壶口，置火上，周遭烘干，听酒不响，再盐泥包封固，复置火内煅之，以壶外不起烟为度，去其泥土，入臼内杵为末，日服三次，每用三钱，黄酒冲服，三日即愈，忌一切铁器。

治受风咳嗽方

用热手心摩擦风门穴，汗出即愈。

此症多因风寒入风门穴，以致咳嗽不止，即宜避风，依此法治之，其效甚速。

治受风声哑方

椿树皮五钱，水煎八分，温服即愈。

又方　天萝水空心温服，其效尤速。

治陡然失音方

公猪板油一斤，入锅内熬去渣，入白蜜一斤，再熬少顷，收磁器内，冷定成膏，不时挑服一二匙，其音渐出。

治盐冷哮方

茯苓　干姜各一两　南星　石膏各七钱　杏仁　生半夏各五钱

上药共研末，每用三钱，乌梅灯草汤冲服。

116

又方　豆腐浆每清晨服一大碗，自愈。

治远年痰火方

饴糖二两，豆腐浆一碗，煮化频服即愈。

治膈中痰壅方

密陀僧一二钱，沙糖水调服即愈。此方无论男妇，久积老痰、失音、发喘、气促，服之皆效。

治痰晕方

明矾不拘多少，煅存性为末，姜汤调服，痰吐即愈。

治痰晕气绝心温方

陈石灰一合，以千百年古塔旧城上者良

水一钟，煎热去水，再用清水一钟，煎极热倾出，俟澄清饮之，痰下自愈。

治久嗽声不断方

生姜捣自然汁一勺，加白蜜二匙，同入茶碗内，煎热温服，三四次即愈。

治肺伤咳嗽吐脓方

川贝母　知母　白及　枯矾

称各等分，研末，每用三钱，姜汤冲服，三五次即愈。

治老年痰喘气促坐卧不安方

胡桃仁_{去壳，勿去皮}　杏仁_{去皮尖}　生姜_{各一两}

捣如泥，炼蜜少许，和为丸，如弹子大，每晚服一丸，姜汤送下，即愈。

治痨瘵瘦弱肺损咳嗽方

青蒿_{一斗五升}　童便_{三十碗}

用文武火同熬至十碗，去滓，再入猪胆汁七盏，再熬数沸，入甘草末收之，每用一茶匙，白水调服。

治肺痈神效方

金丝荷叶一斤，捣汁，和井花水服之。未成者易消，已成者易溃，须每日服，服完一斤即愈。

噙化丸

治喉中如有物，咽之不下，吐之不出等症。

白矾　卤砂　牙皂　雄黄　胆矾

称各等分，用枣肉为丸，噙口中，令其自化，其效甚速。

贝母丸

治咳嗽痰涎等症。

川贝母　桑白皮　甘草_{各一两}　知母_{三钱}　款冬花_{四两}　五味子_{一两}　杏仁_{六两，去皮尖}

共研末，炼蜜为丸，如龙眼大，每用一丸，临卧含

118

口中，令其自化，渐愈。

连翘散

专治积食停、痰热结胸膈，以致咽喉肿痛、胸膈闷滞、咳嗽气喘、口干舌燥，无表里兼症者，服此甚效。

连翘　葛根　山栀　桔梗　牛蒡子　升麻　木通甘草　黄芩　赤芍　麦门冬各八分

引用淡竹叶二十片，水二钟，煎八分，食远服。

痰晕救急方

生姜汁一小盏、砂糖四两，和匀，入盐少许，白水调服。

痫症总论

痫症之发，猝然倒仆，不醒人事，甚至瘈疭抽掣、口眼歪斜，或作羊鸣声，或作牛鸣声，移时满口涎沫，吐出即醒。有连日一发者，有一日三五回者，其缓急不一。究之愈发愈紧，愈紧愈伤，渐至体瘦神痴，形同木偶，可不惧哉？考之《内经》云，痫者间也，间断歇止之义也。顾名思义，知属于肝经者居多，盖肝为藏血之海，皆由儿体气血未充，神气未实，或为风邪所伤，或为惊怪所触，以致气血分离、阴阳破散。肝经亏损，脉络空虚，肝木既郁，则脾土受侮，而不能摄涎，口沃白沫，歇凝复续，移时方瘳，其为肝症也明甚。然其间有

119

阴有阳，禀受之异，不可不辨。其阴分亏损者，治宜滋补；其阳分亏损者，治宜温补，务使阳转春回，木荣条达，而其病自退矣。

治疯癫口噤手足强直昏不识人方

伏龙干五分或一钱，水调服，极效。

治癫晕闷不醒方

芭蕉油饮三四匙，痰吐即愈。取油如取漆法同，削竹筒插蕉树上，自出。

治痰迷不醒方

半夏、火硝各等分，研末，水为丸，如绿豆大，每服五十丸，姜汤送下，如有风，加南星；热甚，加黄芩。

又方　朱砂雄黄各等分，水为丸，治小儿用半胆汁为丸，姜汤送下。其效无俦。

治风邪痫疾方

皂荚四两，煅存性　苍耳四两，连根茎　密陀僧一两

共研末，蜜为丸，朱砂为衣，每服三四十丸，枣汤送下。

治妇人气郁痰晕方

郁金七两　明矾二两

共研末，水为丸，白水送下。

治痰迷心窍受风颠痫及妇人心血亏耗方

甘遂二钱，为末，取猪心血和匀，再入猪心内，纸裹煨熟，加朱砂一钱，共研末，分为四丸，每服一丸，用猪心煎汤送下。

治痰痫方

白矾一两、细茶五钱研末，蜜为丸，如梧子大，小儿按一岁服十丸，大人服五十丸，茶汤送下，久服痰消自愈。

治受风癫痫方

熟艾于阴囊底谷道正门当中，按年岁灸之自愈。

治癫痫失志气血虚弱方

人衣胞洗净，煮烂食之，或焙干为末，水冲服亦可。

治痫疾神效方

郁金七两　明矾三两

共研末，面和为丸，滚水送下，久服可以除根。兼治妇人抑郁，颠狂，风痰迷闷等症。

又方　牙皂四两、密陀僧一两，共研末，蜜为丸，朱砂为衣，每服二三钱，滚水送下，服此后终身忌食诸血。

治失心疯病方

闹杨花根用竹刀掘起，忌铁器，去梗用皮，五钱，木杵捣碎

金首饰五七钱　珍珠五分，用豆腐煮数次，布包，搥碎，同灯心碾碎末

　　将前二味用水二碗煎八分，投珍珠末服之，服后痰吐即愈，随以补剂调养，可以除根。

　　又方　水银一两、藕节八个研末，水为丸，如芡实大，每服二丸，磨刀水送下。

　　又方　川贝母去心，远志肉、辰砂、白芍酒炒、抚芎各五钱，石菖蒲三钱，生地黄、胆星、茯神、当归各五钱，真牛黄五分，元明粉五钱，川连姜汁炒、陈皮去白、青黛各三钱，枣仁五钱，炒，研，压去油，用猪心一个，勿去血，入辰砂在内，用线扎紧包固，火煨熟，捣如泥，后入诸药末和匀，浸蒸饼为丸，杵极坚丸，如黍米大，食后服二钱，灯心汤送下。

治狂邪发作披头大叫不避水火方

　　苦参一味，研末，蜜为丸，薄荷送下。

治痴癫风狂验方

　　真腮量　广木香各三钱　天竺黄　真沉香各二钱　真朱砂二钱　白茯神　远志各五钱

　　共为末，每服三钱，姜汤冲服，永不再发。

至宝丹

　　专治一切痰晕中风，昏迷不醒，垂危欲绝，气塞，及小儿惊风等症。

　　真西牛黄五钱　大朱砂六钱　山茨菇二两五钱　真赤金

122

二百张　真西琥珀二两　陈胆星六钱　益智仁一两　九节菖蒲二两　麝香当门子三钱　梅花冰片三钱

　　上药用白红花二两、银花一斤，煎膏为丸，重二分，外用白蜡封固，如遇风雨暴症，垂危待毙，不及延医，急煎钩藤橘红汤化服一丸，立效。一方去益智仁、石菖蒲，加皂角刺六钱、万年青子一两二钱，亦极效。凡配合此丹须虔诚斋戒，焚香洁静之室，或端午或庚申甲子之日，斋戒修合，忌妇女、鸡、犬，及行经妇人、孝服生人均勿令见，否则不验矣。

风症总论

　　中风之症，多由营卫之气太弱，不能薰肤、充身、泽毛、实腠理，致肌表不固，脉络空虚，偶因调养失护，风即乘虚袭中。其来也猝然仆倒、昏迷不醒、口眼㖞斜、痰涎壅塞，此风之直中阳明也。投以疏风养荣之剂而自解矣。然中风颇与中气相类，盖中气之症，郁愁忧思，怒逆伤肝，亦能猝然仆倒、昏迷不语，但无抽搐痰涌之症，不难辨别。且中风身温，中气身冷；中风脉浮应于左人迎，中气脉沉应于右气口，此又风与气之明征也。若夫口开、手撒、遗尿、眼合、鼻鼾者，是为不治之症，不可不辨也。

灸法

　　凡中风急症，药物难施，非灸莫愈，开列各症穴于后。

口喎眼斜

听会耳珠前陷中，开口有空 颊车目下八分，曲颊陷中 地仓口旁四分有动脉处，左灸右，右灸左

手足不遂

百会头顶中 肩髃肩端两骨陷，宜举臂取之 曲池屈于两骨陷中 风市膝上外廉，以手垂下中指尽处 足三里膝眼下三寸，骨外兼陷中 绝骨一名悬中，外踝上三寸，附飞阳之前

如觉手足麻木不仁，或疼痛良久，乃已是中腑之候，亦宜灸此六穴。

气塞涎流不语昏危者，中脏也。

百会 风池耳后一寸半，灸偏头风 大椎顶背第一节骨陷中 足三里 曲池 间使大陵后一寸，大陵掌上横纹中 绝骨

以上七穴，凡人觉心中昏乱、神思不怡，或手足麻痹，此中脏之候，不论是风是气，均宜灸此穴，即猝死者灸之，亦能回生也。

房劳中著风寒，四肢逆冷，腹内痛甚，爪甲面色青黑，六脉俱沉，两尺脉伏[1]，此阴毒也。

气海脐下一寸半 关元脐下三寸

二穴各灸百壮，以手足暖为度，再服羌附汤即愈。

卒然中风眼翻不能视方

灸第二椎骨、第五椎上各七壮，一齐下火，如半枣核大。

---

[1] 伏：丙申石印本作"浮"。

口㖞方

耳珠垂下用麦样大艾灸三壮，左㖞灸右，右㖞灸左。

中风寒昏迷不醒四肢逆冷方

灸脐下一寸五分，气海二寸，二穴俱可。

治初中痰甚不醒人事方

白术　天麻　当归　川芎　薄荷　桂枝　南星　陈皮

称各等分，水一大碗，煎七分，临服加竹沥一酒盏、姜汁一茶匙，调匀同服，自愈。

此症卒然晕倒，不能言语，急以广东苏合丸或竹沥姜汁调药灌醒，随服此方。

又方　南星五钱，木香一钱，水煎服，亦极效。

又方　细辛研极细末，吹入鼻中，一嚏即醒。

又方　端午取白凤仙花置烧酒内浸之，封固口，无论年月，如遇此症，温服一杯，其痰立消。

治中风昏迷方

生葱一二斤，截去头尾，取中段三四寸，用绳横缚，分作二束，先将一束置空锅内焙热，勿令见水，取出置病人脐上熨之，再将次束置锅内，俟前束冷，更换熨之，如此数次，使病人略闻葱气即醒。是方治一切风寒急症，无不效验。如无葱，以蒜代之。或用生姜一斤捣烂，加盐四两，置锅内炒热，布裹熨之，亦极效。

治中风口噤不能开方

白盐梅擦齿即开，并不伤齿。

治中风口噤不语方

白明矾二钱，研末，用生姜调匀，囕服，其涎或吐或化，即醒。

又方　黑马料豆一升，煮汁煎稠如饴，含汁即能言语。

治涎潮口噤言语不出手足瘛曳方

柏叶一握，去枝，葱白一握，连根研如泥，用无灰酒一升，煎一二十沸，温服。如不善饮者，分作四五服，服后再进他药。

按：本草柏叶能行血驱风，葱白能散气消痰，更加黄酒助之，是以其效至捷也。凡人中风后手足偏枯，半身不遂，在左为血，在右为气与痰。如初得此症即服此方，可使风退气和、血行痰化，庶不致残废矣。

治妇人小儿中风口噤身直方

干鸡屎或鸽屎拌黑豆炒黄，酒煮，去滓，服之即愈。

治暴风失音不语方

人乳不拘多少，和竹沥饮之，其效如神。

治中风不语方

萝卜子一碗，略焙，捣烂，以水浸湿，入香油二茶

126

匙、蜜三茶匙，搅匀，频服。如痰未吐，再用酸韭菜水温服一盏，痰吐即能言语。

又方　人乳用黄酒冲服，亦极效。

治中风口眼㖞斜方

皂角五两，去皮为末，陈醋和匀，左㖞涂右，右㖞涂左，俟干再换，数次即愈。

又方　石灰一合，以醋炒，调如泥，于患边涂之，即愈。

又方　生瓜蒌绞汁，和大麦面作饼，炙熟熨心头，少顷便止，勿令过度也。

治半肢风方

真广西桑寄生，缓用则酒浸温服，急用则酒煎热服，极效。

治因寒中风强直口噤战掉无汗方

干姜、附子各等分，水煎服，或稍加麻黄亦可。

治中风燥闭方

枳实　厚朴　大黄　羌活各三钱

水一大碗，煎八分，温服自解。

治卒然中风方

荆芥一两　防风一两　升麻五钱　生姜三片

水一盏，煎半盏，再取丝瓜子研末，取浆半盏，和匀服之。如手麻痒，以羌活煎汤洗之。

又方　用人手足指甲炒黄，酒煮服之，立愈。

治中风遍身骨节疼痛方

油松节、晚蚕沙蒸酒，每日饮之，自愈。

治中风通方

荆芥穗为末，每用三钱，酒调送下，即愈。

治风痰通方

僵蚕一钱，为末，用姜汁调服，即愈。

太白散

治中风痰气厥绝，心头尚温，喉中微响等症。

千年古石灰刮去土，为细末，水飞过，每三钱用水一碗，煎至三分，温服。

按石灰能破血散气，降痰之圣药，故取效甚速也。

太元汤

治一切风痰等症。

染布活靛缸水一盏，温服即愈。

按本草蓝叶汁解诸风热毒，散经络中，结气败血，内有石灰可以下痰水，取其攸扬之义也。

豨莶丸

专治肝肾风气，四肢麻痹，骨间疼痛，腰膝无力，兼能行大肠气，散三十六般风，其效如神。

豨莶草于五月五日、六月六日、九月九日采叶，洗净曝干，铺入甑内，用好酒拌蜜，层层匀洒，蒸之复晒干，如此九次，碾末，炼蜜为丸，如桐子大，每服四十丸或五十丸，空心无灰酒送下。此草处处有之，其叶对节而生，叶似苍耳，春苗秋花，不结实，最易采取。

又方　豨莶草不拘多少，捣烂取汁，用镜面烧酒冲服，大约汁四分酒六分，熬热，下午服，服后即暖睡，再不可用食，四服即愈，其效如神。

通关散

专治中风牙关紧闭，汤水不下等症。

细辛一钱，洗去土叶　猪牙　皂角各一钱，去子

共为末，每用少许，吹鼻中取嚏即愈。

秘传八仙丸

治风痰半身不遂，口眼㖞斜，一切麻痹，痛风痛痿等症。

九制豨莶一斤　生地半斤　九制首乌半斤　明天麻四两
当归身四两　秦艽三两

上药共研末为丸，如芡实大，每服一丸，酒送下。

肿胀满蛊总论

肿胀满蛊之症，辨须分明。浮于外者谓之肿，多为脾困，须辨风湿之异。满于中者谓之胀，原因气滞，当

129

分虚实之殊。满者，胀满不行之谓；蛊者，气血停滞之因。其间有虚有实、有寒有热、有风有湿，亦须辨别分明，方可应手取效。《内经》云，肿胀满蛊，其端皆由于脾胃。盖脾胃为仓廪之官，受纳水谷，化生气血，则有坤顺之德，以成乾健之功。果使脾胃健壮，随食随化，又何肿胀满蛊之有？惟其调摄不善，以致脾土受亏，不能制水，水反胜土，转输失职，正气不行，清浊相混，遂成是疾。若不补土之母、益火之原，鲜有不见其败者。由是观之，可见人之生机全在一点真阳，所谓脾胃壮而百病不生也。凡人中年气衰、病后虚弱，皆宜先补脾土，以培本根，稍有失①调，最易致此，可不慎欤？

十膨歌诀

十般膨症少人知，腹大胸高莫可悲，背平脐出十分弱，掌上无纹只片时，米谷不消三五日，阴囊无缝不须医。

治鼓胀方

鸡裹金一具，焙　真沉香　砂仁各三钱　陈香圆五钱，去核

共为末，每用五分，姜汤调服。

凡鼓症，非染瘴气山岚之毒，即饮食受毒，以致虫生腹内，其人夜多啮齿，当先以法验之，令患者嚼白矾一块不知涩，嚼生姜不知辣，生黄豆不知腥气者，此为

---

　① 失：原作"生"，据丙申石印本改。

真膨。用梳齿垢腻，水调服，吐出毒物，然后用药治之。

又方　雄乌猪肚一具，入大蒜四两在内，煮烂，连食五七个自愈。忌食醋酱一百日。

治气鼓方

陈大麦须煎汤温服，气泄即消。

治水肿鼓胀方

陈皮　木通　大腹皮盐水洗　茯苓各一钱　车前子三钱，去壳　茵陈一钱五分　槟榔八分　米仁三钱

水煎服，忌食厚味方效。

又方　干丝瓜一条，去皮剪碎，入巴豆十四粒同炒，以巴豆黄色为度，去巴豆，只用丝瓜，同陈仓米再炒黄，去丝瓜，只用米，研细末，清水为丸，如桐子大，每服百丸，滚水送下。

治肿胀消水方

真水银粉二钱　巴豆肉四两，研，去油　生硫磺一钱

共研成饼，贴脐上，黄水自下。贴时先以绵一片铺脐上，次贴药饼，外用帛缚之，如人行三五里路时，黄水即下，水下三五度去饼，温粥补之，久患者隔日取之，一药饼或救二三十人，神效异常。

治四时肿胀方

干鸡屎一斤，炒黄，酒三碗煮一碗，滤过，饮之，少顷，腹中动作，泻一二遍，次日以田螺二个，滚酒淖

热，食之即止。

按：本草鸡屎色白，微寒无毒，治中风痰迷，疗痕癥膨胀，利大小便，奇效如神。但用此药不可令病人知之。

又方　白鸡屎半斤，酒一斗，浸七日，日饮三杯，或研末冲服二钱，亦效。

又方　鸬鹚鸟焙干为末，水冲服，奇效。

又方　鸡屎炒，研，沸汤淋汁，调木香、槟榔末二钱，服之即愈。

治小儿腹胀方

鸡屎一两、丁香一钱，蒸饼为丸，每服一钱，米汤送下。

按：以上四方治一切水肿湿肿气肿，四肢浮肿皆效验如神，勿以污秽忽之，此峨山僧所传也。

治遍身肿满阴赤肿方

砂仁不拘多少，土狗一个，研细末，和老酒，服之即愈。

按本草名蝼蛄，味咸性寒无毒，上半截涩大小便，下半截利大小便。

治水肿水病腹满喘促睡卧不安方

土狗五个，焙干为末，白水调服一钱，小便利即愈。或加甘遂末一钱、商陆汁一匙，亦极效，惟忌食盐一百日。

治水肿膨胀小便淋闭方

大田螺四个　大蒜五个，去皮　车前子三钱

共为细末，和成饼贴脐中，以手帕缚之，少顷，水渐从小便出，其肿自消。

治关膈胀满两便不通不能服药方

独头蒜煨熟，去皮，绵裹纳下部中，冷再换，数次即愈。

治水肿腹胀及黄疸火丹发肿方

香橼四两，去穰，陈久者良　人中白三两，阴炼

为末，每服一钱，白水冲服。或用芥菜捣烂敷之，名火丹，亦极效。

又方　蚕沙　山栀　黄连　黄芩　黄柏　大黄　寒水石　称各等分，为末，水调，敷之立效。

又天萝卜水，吞少许即愈。名白火丹，兼治黄疸，甚效。

治五种蛊方

拣树皮焙干，研末，每用二钱，水调，服之甚效。

又方　雄黄、白矾各等分，为末，黄蜡化镕为丸，每服七丸，水送下。

又方　胡荽半斤，绞汁，和酒服之，立效。

治水肿方

乌柏根煎水，服之甚效。

治风湿水肿兼利小便方

浮萍晒干为末，酒冲服，极效。

治一切蛊毒方

白矾、细茶各等分，为末，每用二钱，以新汲水冲服，吐泻后即愈，如未吐泻再服。

又方　入胞衣一个，洗净焙干为末，每用一二钱，水调服，立解。

又方　玳瑁水磨浓汁，服一盏即消。

治妇人血蛊方

马鞭草、寄奴煎汤服，神效异常。

按：岭南人多患此疾，而此物亦易得，有解毒消热之功也。

血症总论

人身之血，犹水行地中百川，顺理而无泛溢沸腾之虞。自人不知珍摄，或饮食失调，或思虑过度，或负极重之物，或饮过量之酒，或壅瘀于经络则发为痈疽脓血，或郁结于肠胃则留为血块癥瘕，种种症情，不一而尽，而其要当先以理气为主。盖天地之理，阳统乎阴，血随乎气，其必先于理气者，以气有生血之功而血无生气之理也。若夫咳血嗽血多属于肺，咯血唾血多属于肾。盖咳血者少痰，其出难；嗽血者多痰，其出易；咳而少痰者，此水竭于下、液涸于上也，谓之干咳；嗽而多痰者，此水泛血化为痰也，谓之呕血。且血本精之类，凡人患血病者，虽有五藏六府之辨，而其原无不由于水亏，水亏则火盛，火盛则刑金，金病则肺燥，肺燥则络伤，而血溢液涸而成痰。此其病标固在肺，而其本则在肾也。治宜以滋阴壮水为主，若误为实火，过用寒凉之剂，虽取效于一时，实潜消于弗觉。故凡治血病者，当随症择用。勿谓见血之症多是肺受热邪，而执用滋阴降火，则必多为人害矣。

引血归原汤

治积劳积郁，怒气伤肝，肝木火旺侵克脾土，致肝不能藏血，脾不能统血，忽然血晕倒仆，不省人事，吐出紫血块或至升斗者。须先服童便两三碗，次用当归、丹皮、生地、熟地、远志、枣仁、茯苓各一钱五分，加童便一盏，水煎温服。临卧用广西真山羊血服三分，引血归原，连服两三剂，其血自止，神效异常。愈后再用人参三钱，渐加至五钱，徐服久之，正气足则血自生矣。

止血神效方

蒲黄、生地各一两，忌铁器，水二碗，煎八分，再加藕节七枚，捣汁入药中，食后温服。

又方　真五色龙骨二三分，泡滚水一碗，饮之自愈。

又方　韭菜根用净石臼木杵捣烂，装布帛内，绞汁去渣，再入童便一小碗，置火边令热，浊者居下不可用，取清者服之，甚效。

治吐血不止方

白茅根一握，水煎服自止。

按：本草茅根味平淡无毒，能除肠胃客热，止吐血，消瘀血，利小便。凡劳伤而中气虚弱者，服之最宜。

又方　白薄纸五张，烧灰，水调服，其效异常。

又方　嫩荷叶七张，擂水服之甚效。

又方　经霜败荷叶，烧存性，研末，用新水调服二钱，自愈。

又方　用本人吐出血块，焙干为末，每用一钱，以麦冬熬水，冲服自止。

又方　冬桑皮焙干研末，用三钱凉茶冲服，亦甚效。

又方　槐花炒，研，用白滚水冲服三钱，自止。兼治鼻衄。

又方　莲藕捣汁一钟、萝卜汁一钟，熬熟服之，兼治血痢。

又方　旱莲草捣汁一钟，入童便少许，热服自愈。如无鲜者，即干者煎浓汁，和童便服，亦效。

又方　霜楪一个，炭火焙干为末，另用一个煎水冲服，立愈。

又方　柿饼一个，切作二片，以一片煅存性，为末，以一片煎水调末服之，治小儿血痢尤效。

治妇人吐血不止方

益母草捣汁一盏、童便一盏，熬极热服之。如无鲜者，以干者二两煎水，和童便服，亦可。

治血喷成升斗方

花蕊石不拘多少，煅存性，研极细末，用热童便一盏，调三钱，食后服之。男子和酒服，妇人和醋。服再用独神汤补之，服后须熟睡一觉，自止。

治元气虚弱吐血成斗方

干姜一两，煨如炭，加童便半盏，水煎服。如成块、色黑、胸膈作痛者，加韭菜汁一盏。若妇人，用鲜艾汁半盏，服之自愈。

治跌打损伤瘀血吐出至斗升方

真广西山羊血，每服三钱，以无灰陈酒冲服，功效甚速，兼治妇人血崩。

治咳嗽吐血方

真阿胶五钱，蛤粉炒　拣天冬肉一两，去心　川贝母五钱，水洗，去心　白茯苓五钱　杏仁五钱，水泡去皮尖，炒黄甘草五钱

共研细末，蜜为丸，如荔子大，噙口内化之，渐止。

又方　藕节汁、梨汁、茅草根汁、萝卜汁、鸡冠油、麻油各四两，煎膏，服之自愈。

又方　童便一杯，生姜自然汁一二匙，缓服渐愈。

治血热妄行方

生荷叶　生艾叶　生柏叶　生地黄

称各等分，捣烂，丸如鸡子大，每一丸以水二碗煎八分，去渣服。

治衄血吐血及伤于酒食血从口鼻流出方

百草霜末，糯米汤调服，自愈。

又方 百草霜五钱、槐花末二两，每服二钱，茅根汤送下。百草霜即乡人锅锅底灰，能止吐血、衄血等症。

治吐血便血方

此症多因酒色过度内损元气，以致血气妄行迷失故道，或从口鼻涌出者，服此方甚效。

扁柏叶焙干一两，人参一两，焙干为末，再入飞罗面二钱，用井花水调匀，每服二钱自愈。

又方 荆芥一握，烧过置地上出火气，研末，用陈米煮汤调服三钱，服二三次即愈。

治脏腑积热衄血吐血咯血便血方

枸杞子　柴胡　地骨皮　天门冬去心　白芍　黄芩
黄芪各一钱　黄连八分　生地　熟地各一钱二分　甘草四分

水煎，空心服。如下血，加地榆一钱。

治痰中见血方

桃仁去皮尖，研　川贝母各一钱　山栀炒黑　黄芩各八分
桔梗七分　青皮五分　甘草三分

水煎服。

治男妇吐血仙方

贯菜末二钱　血余灰五钱　侧柏叶捣汁一碗
调服自止。

治咳血吐血方

侧柏叶瓦上焙干为末，每服三钱，食后以米汤调服。
或九蒸九晒，蜜为丸，久服亦极效。或用鲜柏叶捣汁，
和童便、老酒各一盏，立止。

按：柏叶性涩，有滋阴益脾之功。

又方　千叶石榴花或山楂花为末，用童便或韭菜汁
调服二钱，自止。

按：花片轻浮而色艳，故能散上焦之血，童便降火，
韭汁散血。凡有衄血、吐血、下血等症，可以当茶久服，
不惟可以愈疾，且能悦颜色。

治鼻衄①不止方

栗壳烧存性，研末，煮粥调服二钱，自止。

又方　萝卜菜干二两，以猪肉四两煮浓汤，食之即
止，屡试屡验。

又方　用线扎紧中指中节，如左鼻出血扎右手，右
鼻出血扎左手，两鼻俱出扎两中指，其血自止，神效异
常。

又方　蒜头捣烂贴足心，即止。

---

① 衄：原无，据丙申石印本补。

又方　用纸条蘸真麻油入鼻中，取嚏即止，屡试屡验。

衄血偏方

枸杞　地骨皮　生地　熟地

称各等分为末，每服三钱，蜜水冲服。

贝母百合汤

治一切血症。

川贝母　百合　当归　赤芍　生地　焦栀各一钱　丹皮七分　川芎　蒲黄　熟地　阿胶各五分　桃仁五分

姜一片，水煎服。

治下血危殆方

丝瓜一个，烧存性，槐花末少许，空心米汤调服二钱，自愈。

治下血日久不止方

皂角子　槐子各一两

粘糠炒为末，每服一钱，以陈仓米熬汤调服。

治结阴下血方

芜荑一两，捣烂，纸裹去油，为末，用雄猪胆为丸，如桐子大，每服九粒，甘草汤送下，日服五次，三日即愈。

黄疸总论

黄疸之症，虽有五种之名，而其要有四，曰阳黄，曰阴黄，曰表邪发黄，曰黄疸。此症其来则甚缓，其色则正黄如染，形于面目肌肤，盖因热积肠胃，久而不散，以致元气亏损、脏腑虚弱，使不修缉培补，必至决裂。切不可过加克伐，恐攻伐太甚，脾胃受伤，致成膨胀矣。慎之慎之。

治谷疸方

此症头眩目晕、面黄如染，盖因饮食过度所致，服此方甚效。

苦参二两　龙胆草一两，切碎　牛胆汁一两

共研末，炼蜜为丸，如桐子大，每服五十丸，空心姜汤送下。

酒疸方

此症遍体俱黄、心中懊恼、足胫酸软，因酒后受风，或身卧湿地所致，服此方即愈。

栀子十五个　大黄一两　淡豆豉一两　枳实五个

水煎服。

治黄疸方

白术　猪苓　泽泻　茵陈各一两　茯苓一两五钱

共为末，白水调服五钱，每日三服，汗出自愈。

治食积黄疸方

丝瓜连子烧存性，为末，每服二钱，如面积以面送下，酒积以酒送下，服数次即愈。

治女劳黄疸方

此症遍体俱黄、发热恶寒、小便短涩、大便闭结、腹胀如鼓，因劳瘁所致，服此方极效。

白矾、火硝熬黄为散，以大麦粥和服二钱，日三服，汗出自愈。

又方　滑石、石膏各二两，为末，以大麦粥和服二钱，日二服，即愈。

治黄疸出汗方

其汗色黄，可以染衣，多因冷水澡浴所致，服此即愈。

黄芪　赤芍　茵陈各二两　石膏四两　麦冬去心　豆豉各一两　炙甘草五钱

共为末，每服五钱，食后淡姜汤调服。

黄疸通治方

三白草一握，捣汁一茶碗，以生白酒空心冲服，冬季用根捣汁和酒服。如无鲜者即干者研末，酒冲服，亦极效。

又方　枸杞根捣汁，热生白酒冲服，即愈。

又方　土牛膝四两用，生白酒三碗，煎沸六七次，

142

空心连服三日，可以除根。

又方　天萝一条，连子，以经过霜降者良，烧存性，木香二钱，共研末，早晚生白酒冲服。

又方　纯黑猪胆一个，陈黄米炒，研，入胆汁为丸，白酒送下。

又方　白芥子二钱，小儿用五分，研碎，以烧酒调，摊白布上，贴脐下小腹上，须戒食盐糖之物，其效甚捷。

又方　陈年白鲞①肉、稻草一握烧灰，以鸡蛋清调如膏，敷脐上，一日换六七次自愈。

治五疸方

乱发烧灰，水调服一钱七分，日三服，自愈。

又方　益母草捣汁一钟，好酒调服，泻四五次即愈。

又方　鸡子白三个，以热酒调服尤效。

治五疸神丹

胆矾不拘多少，煅存性，为末，枣泥为丸，如樱桃大，每服五丸，黄酒送下，日服三次，忌食醋、生、冷、一切发物。

退金丸

治黄疸及癖疾发热等症。

砂罐一个，装青矾八分满，外以盐泥封固，用炭火煅红，去泥埋土中以去火毒，再将砂罐及矾共研细末，

———————————

①　鲞：音"想"，xiǎng，干鱼，腌鱼。

面糊为丸，如桐子大，每服二三十丸，肉汤送下。

治阴虚二疸方

人参　白术各二钱五分　炙甘草　炮甘姜各一钱
水煎，空心服。

酒疸食黄方

黑牵牛　甘遂各等分，水煎，五更时服。

治瘀血发黄方

此症发热，大便黑色，脉芤涩者宜服此方。

桃仁　大黄　芒硝各一钱　甘草六分　桂枝八分　粉
丹皮一钱　枳壳八分

水二碗，煎至一碗，煎将成再入大黄、芒硝，一二
沸即取出，服之甚效。

治黄病方

熟地八两, 酒蒸　山药　山茱萸肉各四两　白茯苓　泽
泻　丹皮各三两　绿矾二两, 醋炒
共研末，炼蜜为丸，如桐子大，每早晚白水送下。

治黄病遍身如金神方

用瓜蒂、丁香四十九个，砂锅内烧成灰，研末，每
用一分，吹入鼻中，取出黄水即愈。兼治身面浮肿、黄
疸等症，其效如神。

144

治黄病奇方

广丁香焙成灰，临卧以陈醋调服三钱，汗出即不可服，极效。

治黄疸神效方

川黄连一钱　木通一钱二分　草果一钱，面煨　砂仁一钱
天花粉一钱二分　茯苓一钱五分

水煎温服。

如酒疸加秦艽五分，妇人加香附一钱五分。

治酒疸秘方

茵陈四根、栀子七个，捣烂，用百沸滚白酒一大盏冲服，其效至速。

痞积总论

痞积之论，辨须分明。痞者，痞塞不开不①谓；积者，渐积不行之因，痞无形而积有形也。盖因饮食停滞，久而不化，或贪食生冷，致生痰涎，久之遂成癥块，此有形之积也。或为虚邪贼风所袭，血气凝于肠胃之外、膜原之间，结成痞痕，聚散无常，此又有形而兼无形也。治法须以左右中分之，大抵在左为血积，在右为食积，在中为痰积。或攻，或消，或补，各宜随择用，庶克有

---

① 不：疑作"之"。

功，若遇孕妇，尤宜慎之。且愈后一切饮食起居更宜随时调摄，不可大意。缘是疾多带根蒂者，稍不慎重，恐其复生。要之。[1]

治痞积方

以不拘何膏药二张，以一张揭开，用白矾细末五分糁之，小儿用三分，以一张贴上，将背面贴患处，以布包好，数日化为水矣。治皮里膜外者，其效尤速。如贴膏药后腹中胀闷，乃痞积将散之验，宜服后方。

枳壳八分　大腹皮一钱，盐水洗　苏梗八分　厚朴一钱二分　青皮一钱　莪术八分　山楂二钱　乌药六分　香附一钱五分　宿砂五分　木香三钱

水二碗，煎八分，空心服之，三四剂自愈。

又方　生鹅血将杀时乘热和好酒，尽量服之，随症久暂，服之消化无形。病久者多服数次。

熨痞块方

以葱蜜同捣烂，摊布上，贴患处，再用微热熨斗熨之，痞块立下。

又方　松香四两，水煎，晒干，蓖麻[2]肉二两，皮硝五钱，共捣为膏，摊布上，量痞大小摊之，贴时加麝香二厘于膏上，痞消膏自落。

又方　青油一斤，密陀僧六两，煅研，羌活一两，研末，

---

① 且愈后一切……要之：原无，据丙申石印本补。

② 麻：原作"摩"，据丙申石印本改。

先将青油熬数刻次，将药末入内，将成膏时，再入阿胶末五钱、麝香末二钱，以滴水成珠不粘手为度，随痞块大小摊布上贴之，其块立消。

治食积痞痛方

白术　茯苓　制半夏各一两　萝卜子二钱　山楂肉一两五钱　陈皮五钱

共研末，蜜为丸，如弹子大，每服一丸，空心米汤送下。

又方　用芋芋头一名仙人掌，磨烂，和糯米煮淡羹，每早服一茶杯，不用油盐，服十日，其积自消。

治痞积方

观音柳不拘多少，煎汤露一宿，五更空心饮之，数次痞自消。

治食积血痞方

木贼三四分，研末，空心以白滚水冲服，其积立消。如痞满心下、其坚如石者，用枳实一钱，白术三钱，水煎温服，自消。

消痞方

独头蒜　穿山甲洗净　真艾

各等分，瓦上煅成炭，研细，再将艾揉碎拌匀，舂入蒜内，摊成薄饼，以痞块大小贴之，线香一炷为度。痞自消。

治酒积方

官料白酒药炒燥，碾细末，清晨白汤调服三钱，二三服即愈。

治虫积方

苦楝根四两，去皮骨，以向东不出土者良　使君子二两，去壳，切片　生姜三两，切片

水五碗，煎至三碗，去渣，再煎至一碗，加白蜜四两，再煎至一碗，露星月下，次早空心热服。如一次难服，分作三五次服亦可，但须择朔日服之，虫自从大便出，不吐不泄，一二服即愈。

治诸虫作痛方

乌梅　花椒　生姜

各等分，水煎服。如口吐清涎、汤水不能咽下、危在旦夕者，服此无不效验。

又方　芦荟二钱，使君子肉、雷丸各四两，苦楝根一两五钱，白芜荑仁炒、鹤虱草、槟榔各五钱，共研末，砂糖为丸，每丸重三钱，每早五更时服一丸，猪肉汤送下。

驱虫去积散

大黄　槟榔　木香　黄连此味如在夏季加倍用之

称各等分，研末，每用三钱，白滚水冲服，治痢尤效。

凡人贪食茶叶、壁泥、桴炭、石灰、生米等物，皆

属虫生腹中。用炒芝麻一碟，拌雄黄末三分，白水调服，三日后只服炒芝麻，服半月自愈。

又方　生榧一斤，每日蘸砂糖食数十粒，以食尽为度，或兼使君子四五枚，半生半熟，同食尤效。

治茶虫面黄方

真川椒百粒，每早空心吞之，白水送下，自愈。切不可食半粒者，恐杀人也。

消痞偏方

皮硝入鸡腹中煮熟，食之即消。

消痞膏

大蓖麻一百五十个，去壳，槐枝七寸，香油半斤，将二药入油内，浸三昼夜后，用微火熬至焦，去渣，入飞丹四两成膏，再入井中浸三昼夜，取出，先以皮硝水洗患处，贴之即消化于无形。

阿魏化痞散

治气血虚弱，饮食减少，腹中积聚成形，动辄作痛，服此神效异常。

阿魏　川芎　当归　白术　赤茯苓　红花　鳖甲尖各一钱，酥炙，研　大黄八分，酒炒　荞麦面一两，微炒

共为细末，每用三钱，空心以好酒一茶钟调稀服之，三日后腹中作痛，便出脓血，即为效验，忌食生冷晕腥等物。

伤寒总论

伤寒之症，变态多端。虽岐黄著《素问》之书，仲景仲①伤寒之辨，而论说纷纭，学者互深浩瀚之虞，洵难测也。大抵伤寒之邪实无定体，或入阳经气分，或入阴经精分，气分则太阳为首，精分则十②阴为先，更以脉之浮紧、有力无力察表之虚实，沉紧有力无力察里之虚实，虚实辨而表里明。然后按症施药，庶无差错。且伤寒症情有类伤暑，诊视之初，不可不详加审察。伤寒身冷而恶寒，伤暑身温而恶热。其脉浮紧，无汗头痛，并腰脊强，发热恶寒，手足厥冷，此伤寒也，宜以麻黄汤主之。其脉浮大而散，或弦细而迟，头痛身热，口干舌燥，四肢倦怠，面垢自汗，甚至迷闷不醒，手足搐搦，此伤暑也，宜以理中汤主之。又可先生云，伤寒皆得之冬季，若春夏秋三时之感冒，莫非因寒、因风而入。由是观之，则伤寒、伤暑最易辨别，又何必求之多岐也哉。

伤寒六经辨

伤寒辨论，莫详于仲景，但传经各有时候，疗治难执一法，因录脉法数条俾阅者，知所传之经，庶不致贻误矣。

---

① 仲：疑作"重"。
② 十：疑有误。

脉浮紧，无汗，头痛，腰脊强，此伤寒之在太阳也。

脉浮长，身热，目痛，鼻干，不能安卧，此伤寒之在阳明也。

脉弦，胸胁疼痛，乍寒乍热，耳聋作呕，此伤寒之在少阳也。

脉沉细，喉干，腹满，自痢，此伤寒之在太阴也。

脉微缓，口干舌燥，此伤寒之在少阴也。

脉沉涩，烦满，囊缩，此伤寒之在厥阴也。

治伤寒简便方

无论阴阳寒暑，用洁白糖五钱，按症以水冲服，自愈。

阳症用白滚水送下；

阴症用葱姜汤送下；

暑症用新汲水送下；

实症用陈皮汤送下；

伤食用山楂汤送下；

胸结用淡盐汤送下；

蛔厥症用乌梅花椒汤送下；

沙症用新汲水送下；

妇人血崩用锅脐煤汤送下。

阴阳①解毒汤

经云，两感者不治。盖阴阳俱感，谓之两感也。然

---

① 丙申石印本后有"双感"。

151

所禀有厚薄，所感有浅深，若气禀厚而感冒浅，间亦可生也。

羌活一钱五分　独活　防已　黄芩　黄连　白术　川芎各一钱　细辛五分　生地　知母各二钱

水煎温服。

伤寒神白散

白芷一两　甘草五钱　生姜三片　葱头三寸　红枣一枚豆豉五十粒

水二碗，煎八分，温服，取汗即止，如无汗再服。病至十余日未得汗者，皆宜服此方。治一切时行伤寒，无论阴症阳症、老幼孕妇皆效。

按：本草白芷气香味平和，能入手阳明大肠、足阳明胃、手太阴肺三经，以解散风寒，重用一两，取其力专，以解三经之邪。此方为圣手所制，不可轻视，煎时亦须虔诚洁净，方可取效也。

葛根汤

专治时行瘟气，初感头痛，内热脉洪数，服此甚效。

葛根四两、豆豉一勺，水二升，煎至半升，再加生姜汁少许，温服即愈。

按：葛根味甘平淡，解表止渴，利足阳明，清头目，为时瘟之圣药也。

又方　葱白、连须各半斤，生姜二两，水煎温服，尤极效。

152

又方　豆豉一升，绵裹，用水三升，煮至一升，温服即愈。

按：豆豉能发汗，汗发则诸邪自退，用一升取其力专，少恐无济也。

伤寒发散简便方

无论阴阳二症，仓猝不能备药，用生姜一两、葱白十茎、好酒二大碗，煎一碗热服，盖被周身汗透即解，勿令泄太过，忌晕食五七日。如遇夏季，葱姜减半；冬月加炒黑豆二合。如在旅次煎药不便，取生姜五片、葱白四茎、苏叶三钱，水熬温服，即愈。

治伤寒停食结胸方

陈香糟六两　生姜四两　水菖蒲根四两　盐二两

共捣，拌匀，炒热，敷胸上痛处，以火熨之，闻内响即撤去。如口干舌燥，令其任意饮茶，俟大便下恶物即愈。

又方　大酒药三丸，炒香，研碎，用陈稻米煎汤冲服，立愈。

治伤寒热结方

枳实五钱　大黄七钱　瓜蒌四钱

水煎服。如胸间烦闷者，用豆豉一升、盐一合、水四合，同煮温服，得吐即愈。此开胸秘法也。

生姜导胸方

治伤寒胸膈结闭作痛，一切寒结、热结、食结、水结、痞结、痰结等症。

生姜捣烂如泥，去汁存渣，炒热，用绢包好，置胸胁下，渐渐揉熨，其痛自解。如大便闭结，如法熨脐上，其便自利，神效异常。

紫苏开结方

治伤寒食积，畜血，小腹胀硬，不能言语，神思欲脱，两目直视手足，厥冷垂危，不能下药等症。紫苏数两，水煎极热，用新手巾泡汤中，取出扭干，乘热铺病人肚上及小肚上，令人以手在巾上徐徐摩擦，如冷再泡再擦，如此数次，从下便出血块，自愈。如大便结闭不通，以蜜糖、猪胆炼成条，置肛门内，须臾即下，此法最妙，屡试屡验。

治伤寒呕逆手足冷方

橘红一两、生姜一两，水煎，徐徐咽下，即愈。

治阴毒伤寒四肢逆冷方

茱萸一升，酒拌湿用，绢袋二个，装药封固，蒸极热，更换熨足心，气透即止。

治阴症腹痛面色发青方

鸽子粪一大撮，研末，入好酒内，煮极热，醮被覆

154

之，汗出即愈。

治伤寒发黄方

麻油半盏、水半盏、鸡子青少许，搅匀，服之甚效。

治伤寒狂走方

鸡子壳一个，用出过小鸡者，泡汤，服之即睡。

葱白救急方

凡伤寒大泻之后，阳气虚脱，四肢厥冷，小腹作痛，面黑气促；或犯房淫以致阳脱者，依此方熨之，无不效验，真救急之良策也。

葱白数茎，炒极热熨脐下，或炒盐熨之，亦极效，待气息稍舒，再用附子一枚，以重一两者佳，切作八片 白术 干姜各五钱 木香二钱五分 水煎温服，自愈。

又方 醋炒麸皮，布包好，熨脐上，熨后覆被稳睡，汗出即愈。

又方 桂皮二两，用好酒二碗，煎一碗，服之尤效。

又方 连须葱白一两余，切碎捣烂，用好酒二碗，煎一碗，分作两次服之。如无葱白，即用生姜亦可。

治脱阳脱阴方

姜皮一分 人参一分
水煎温服，次日各加一分服之，渐加至一钱即愈。

治阴症角弓反张神效方

红枣七枚，去核，每枣内置巴豆三粒，入炭火中烧

155

之，以烟尽为度，取出，研极细末，随便置手内分为两处，先将左手药末以无灰酒调服，俟发汗至腰间，再将右手药末照前调服，以上下汗透即愈。

治伤寒舌黄烦燥发热狂言方

鸡子二枚，破开连黄吞之，须臾即清爽如常。

治喉管伤寒方

薄荷二钱　麝香一钱

研极细末，吹入喉中。俟其气通，吐出涎水，然后用陈黄米熬汤，服半碗即愈。

凡伤寒喉中作痛、饮食不下者，依此方治之，神效异常。若不知此法，但令饮酒、饮茶，遂致不救，可不慎哉?

治伤寒发颐方

凡伤寒日久，表邪未尽，身热不止，耳项前后结肿疼痛，口干舌燥者，服此极效。

柴胡　天花粉　干葛　黄芩　桔梗　牛子　连翘石膏各一钱　甘草　升麻三分

水煎温服。

治伤寒日久汗不发方

大梨一个、生姜一块，同捣取汁，再入童便一碗，煮熟服之，汗即出。

156

治伤寒服药吐出不受方

生姜捣汁半盏，温服，吐即止。

治四时感冒风寒神效方

连须葱白五茎，捣烂，以热酒冲服，即愈。

又方　苍术三钱，甘草三分，生姜五片，连须葱五茎，春夏加荆芥一钱五分，秋冬加防风一钱五分，水煎服，服后覆被稳睡，汗出即愈。

纯阳救苦丹

治男妇伤寒阴症。

大黑豆三合，炒熟　生姜二两，切片

上用水三碗，煮数沸，去渣，取汤服之，汗出即愈。

葱白熨脐方

治伤寒阴毒，腹痛，手足厥冷①，唇青面黑，肾囊冷缩等症。葱一斤，去根，稍留白约二寸许，烘热，安脐上，以熨斗熨之，葱坏再易，少顷即熟透手足。若熨而手足不温者不治，此方屡试屡验，不可轻视，兼治中风、口风②、阴寒腹痛等症。

回春丹歌诀治伤寒阴症，发汗解邪妙法。

一钱白矾八分丹，二分胡椒细细研，芒硝一分共四

---

① 厥冷：癸未本作"口次"，据丙申石印本改。

② 口风：丙申石印本无。

味，酽醋和匀手上摊，男左女右敷阴处，浑身发汗湿衣衫，阴症此方最神效，不遇真人莫妄①传。

瘟疫总论

瘟疫之为病，非寒非风非暑非湿，乃天地时行之厉气也。在岁运有多寡，在方隅有厚薄，在四时有盛衰。此气之来，无论老少强弱，触之即病，邪从口鼻入，以伏于膜原。膜原者，内不在藏府，外不在经络，去表不远，附近于胃，乃表里之分界，是为半表半里也。初感之时，先憎寒而后发热，一二日后但发热而无憎寒，其脉不浮不沉而数，昼夜热蒸，头疼身痛，此邪热浮越于经络也。倘误为伤寒表症，辄用麻黄桂枝之类强发其汗，徒伤表气耳。只宜服达原饮一二剂，其后或在里或在表，再为解散，庶不致误矣。至于随时传变，不一而尽，或汗发而邪未解，或下后而热不退，或因元虚而复感，或因饮食而愈炽，各宜因人而施，不可拘泥。无论某经某病，但治其疫而他病不治自退矣。治人者可不慎哉？

达原饮

槟榔二钱　厚朴一钱　草果仁五分　知母二钱　芍药一钱　黄芩一钱　甘草五分

---

① 妄：癸未本作"忘"，据丙申石印本改。

158

水二钟，煎八分，午后温服①。

瘟疫丹

治天行时疫等症。

大黄　黄连　黄芩　人参　桔梗　苍术　防风　滑石　香附　人中黄　上药各等分，研末，以神曲糊为丸，每服五七十丸。血虚用②四物汤。当归、熟地各二钱，川芎、白芍各一钱五分。气虚用四君子汤。人参、茯苓各一钱，白术二钱，土炒，炙甘草七分。

神仙百解散

山茵陈　柴胡　前胡　人参　羌活　独活　生甘草　干葛　升麻　防风　藁本　苍术米泔浸，炒　制半夏　白芍　白术各一钱

上为末，每服三钱，用水二碗、姜三片、枣二枚，煎至一碗许，温服。

如表散，加葱白三寸。服后覆被睡，汗出即愈即。

如夏季加柴胡，赤茯苓，当归各五钱。

若秋季减柴胡、全当归、赤芍，加葛根、肉桂各一分，去皮，麻黄五钱，去节。

----

① 水二钟，煎八分，午后温服：丙申石印本作"水煎午后服"。

② 用：丙申石印本作"加"。

时疫不传染人方

苍术三钱三分三厘，米泔浸，切片，炒　甘草一钱六分六厘
抚芎八钱五分　干葛一钱三分六厘　生姜三片　连须葱三寸

水二碗，煎八分，空心服。已病者服此即愈，未病
者服此不染也。

治时疫方

制半夏　川芎　茯苓　陈皮　山楂　白术　甘草
苍术各等分

水一碗半，煎八分服。头痛加酒芩，口干加葛根，
身痛加羌活、薄荷、防风、芍药。

治时疫传染方

白粳米半升、连须葱头二十根、水二十碗，煮成粥，
加好醋再煮一沸，服一碗，取汗即愈。曾出汗者不宜服。

治四时瘟疫头疼发热方

黑沙糖一盏，入姜汁二盏，化开服少许，立愈。

治瘟气传染方

初感汗气从鼻入至脑，散布经络，头痛身热，急用
此方。芥菜子研末填脐中，以热物隔衣熨之，汗出即愈。

三白饮

治天行时气，发热狂语，大便燥结等症。

鸡子清一个、白蜜一大匙、芒硝三钱，和一处，凉水

160

送下。

连翘汤

专治时行瘟疫，头痛发热等症。

连翘　神曲　前胡　黄芩　麦芽　山楂　藿香　枳壳　天花粉各等分

水二钟，煎八分，温服。

犀角汤

服连翘汤后再服此方。

犀角　黄连　黄芩　连翘　知母　青黛　栀子　石膏

各等分，水煎温服。

蛤蟆瘟方

其症项肿头大，其来最暴，急服此方，即愈。

僵蚕二两　姜黄二钱五分　蝉蜕六钱五分　大黄四两

共研末，姜汁糊为丸，每丸重一钱，蜜水送下。大人服一丸，小儿半丸，肿处再以靛青涂之。

避瘟丹

苍术　红枣

各一斤，研末，杵如泥，为丸，如弹子大，遇有瘟气，烧二丸即可避之。

又方　松毛切细为末，每用二钱，酒冲服，日服三次，能避五年瘟疫。

又方　如遇时疫大行，自家水缸中每早投黑豆一握，全家无恙。若五更潜投黑豆一大握于井中，勿令人见，凡饮此井水者俱无恙。

入病室不染方

香油调雄黄、苍术末，涂鼻孔中，再以纸条探鼻中取嚏，再饮雄黄酒一杯，决无传染。

神鬼箭打方

身痛有青痕，急以乱头发擦痛处，发卷成团而硬者方真，如发不卷不硬者非也，金银花煎汤，饮之即愈。

鬼箭打方

蛇憼子草此草以四月采取者良，其形比谷树子略小，根下有细粒者真

捣烂，酒冲热服，服后覆被睡，汗出立愈，以渣敷痛处。

乳香避瘟圣方

孔平仲云，天行瘟气，人最易感。宣圣轸念世人，遗有良方。孔圣迄今七十余代，未尝染患时疫，良由用此方也。每年腊月二十四日五鼓时，汲取井花水，计家中人者，浸乳香若干块，至元旦五更时，每人取乳香一块，以水熬热，饮水三口咽下，则一年不染时疫矣。

感冒风寒总论

凡人坐卧当风，或衣服寒暖失于检点，以致风寒由毛孔鼻窍而入，散布于腠理之间。轻则鼻流清涕、头晕目眩，重则鼻塞声重、面赤头痛、四肢冷逆、小便赤涩、咳嗽吐痰、饮食少味。急以紫苏陈皮汤散其寒邪，一服即解。若多饮姜汤，重被盖覆，反致风邪入里，渐成热咳，遂不易疗。且当感冒之初，日干舌燥，内火蒸蒸，最喜贪食水果，以取清快于一时，不知过食冷物必致邪热内伏，尤不易治，爱身者当自慎之。

祛寒舒气方

苏叶三两　陈皮四两

酒四升，煮二升，作三次服，如一次即愈即不可再服。如人本虚弱，或用苏叶、陈皮各五钱，酒一盏，煎服亦可。

又方　葱头一束，去须，约一二两重，姜三片，水二碗，煎服，服后拥被睡，汗出即愈，或加酒一盏亦极效。

治伤风头痛发热无汗方

冰糖五钱、生姜五钱，煎汤热服，汗发即愈。

治伤风身热有汗咳嗽吐痰脉浮而数方

陈皮八分　紫苏　杏仁去皮尖，炒，研　制半夏　桑白

163

皮蜜炙　贝母去心　白术各一钱，土炒　五味子七粒，研　甘
草六分

姜三片，枣一枚，水煎温服。

治伤风发热头疼咳嗽方

川芎　白芷　紫苏各八分　陈皮七分　香附子一钱
甘草五分

姜三片，葱头二个，水煎，空心温服①。

---

① 空心温服：丙申石印本后有“即愈”。

厚德堂集验方萃编卷三

中暑总论

暑热之症，其要有二，曰中暑，曰中热。避暑于深庭广厦之间而为阴寒所遏者，谓之中暑，此寒为标、热为本，治宜先温标寒而后清其本热。劳役于烈日炎风之下而为热气所侵者，谓之中热，治宜清凉为主。然伤寒热病，其症①又与中热略同，其热或作或止为中热，其热久而不止为伤寒；胁下有汗是中热，胁下无汗是伤寒。疑似难明，不可不详加审察也。又有猝然昏仆、不省人事，是为冒暑风，治宜清凉之中稍加以散风之药。若专用散风之剂，反令暑气内伏，不能泄外，其贻误非浅，鲜也。

一治手足厥逆者

干姜一钱，炒　甘草八分，蜜炙　肉桂去皮　杏仁去皮尖，各六分

上为粗末，水煎温服。如烦燥，井花水调下。

---

① 症：丙申石印本作"证"。

165

一治暑毒腹痛霍乱吐泻或头痛昏愦方

香薷　茯苓　扁豆　厚朴　甘草各一钱

水煎服，热甚者加黄连。

一治解酷暑方

干葛二两　乌梅肉四两　苏叶四两　青盐一两　白糖一斤

上共为细末，和糖捣干，入白蜜为丸，噙下。

一治伤暑出丹

凡暑月身热，昏沉未明，症候恐是出丹，宜以生白豆数颗食之，如不醒吐，即以生豆水泡湿，研汁一小盏，和水服之，即愈。

又中暑方

将水蓼煮汁灌①；黑麻油炒；井水擂汁；灌之。

又方　将蒜头捣烂，取路上热土搅水饮之，甚妙。

又方　将路上热泥置病人脐上，溺尿其中，即甦。

又方　将炭火烧热瓦熨病人心上，互换至数片，即可甦。

十味香薷饮

专治中热之症。

香薷一两　人参　陈皮　白术土炒　黄芪蜜炙　扁豆

---

① 灌：疑为衍文。

炒，去壳 甘草炙 木瓜 厚朴姜炒 白茯苓去皮，以上每味
各五钱

上为细末，每服二钱，热汤冷水相和调下。如脉虚，
加麦冬、五味子。

又方 专治道中行人、酷日趱行、野中农夫、劳力，
津竭汗尽，猝然昏倒，名为中热。断不可受冷及饮冷水，
冷则莫救，宜用屈草带盘缠热人脐上，使三四人溺其中，
令温。此因道中无汤，故令人溺也，若汤浇更好。或用
皂荚烧存性、甘草各一钱，为末，温水调灌之。如无药，
急以生姜或蒜嚼烂，以热汤或童便灌之，外用布蘸热汤
熨气海在脐下三寸，立醒，醒后仍勿以冷水饮之，饮之立
死。或以紫金锭一钱，将井水微温磨化，以箸撬开口，
灌之即甦。

紫金锭一名玉枢丹，又名万病解毒丹，药简而功多，其方附录
于此 山茨菰须有毛包裹者，去皮洗净①，焙干，二两 川文蛤
一名五焙子，焙干，二两 麝香拣净，三钱 千金子一名续随子，
去壳，拣色极白者用，纸包裹，研数十次，去净油，以色白如霜者为
度，一两 红牙大戟杭州以紫大戟为上，去芦根，洗极净，焙干，
一两 朱砂水飞过，一两二钱 雄黄三钱 宜端午、七夕、
重阳，或天月德黄道上吉日修合，预期斋戒，静室焚香。
修制时勿令丧服、体气不具②之人，及生人、妇人、僧、道、鸡、犬
见之。

---

① 净：原作"尽"，据丙申石印本改。
② 具：原作"其"，据丙申石印本改。

上药各为极细末，至期焚香致敬，将药搅和极匀，用糯米浓饮调和，于木臼内杵数千下，以极光润为度，每锭一钱，每服一锭。此丹通治百病，凡居家出行，兴大功，动大兵，须珍备之。因列诸症汤引于下：

一治山岚瘴气，暑暍途行，及空心感触秽恶。用少许噙嚼则邪气不侵。

一治中风猝倒，不省人事，痰涎壅盛，牙关紧急。姜汤磨服。

一治喉闭喉风。薄荷汤磨服。

一治膨胀噎膈。麦芽汤磨服。

一治绞肠腹痛，霍乱吐泻。姜汤磨服。

一治中蛊毒及诸药，饮食河鲀、恶菌、死畜等肉。滚水磨服，得吐利即解。

一治痈疽发背，无名疔肿，及一切恶毒恶疮。无灰酒磨服取汗，凉水磨，涂溃勿服。

一治蛇蝎疯犬，及毒虫所伤。无灰酒磨服，凉水磨涂。

一治中阴阳二毒，狂言烦闷，躁乱不安。凉水磨服。

一治赤痢冷水磨服，白痢姜汤磨服，邪疟温好酒磨服。

一治痰涎壅盛，急慢惊风。薄荷汤磨服。

一治妇人经闭不通。红花煎酒磨服。

一治缢溺惊魂，气未绝者。姜汤磨服。

一治时行疫气。常用焚烧则不致延染。

一忌孕妇服。

凡服此药，宜忌甜物及甘草数日。如急症不及磨化，杵细用亦可。真活人济世之圣方。

168

代茶汤 夏月服之，代茶健脾止渴。

白术一钱五分　麦冬一钱去心

上药煎汤代茶，服此一杯可当茶三杯，夏日吃茶水多至泻泄，白术补脾燥湿，麦冬生津止渴。

莉梅丸 止渴生津，途中备之更妙。

乌梅二两，水浸，捣烂　葛粉六钱　白檀一两　莉叶三钱
炒盐一钱　白糖一斤

上药共捣烂为丸，加蜜少许，如芡实大，遇暑甚，口噙一丸，含化妙甚。

霍乱吐泻总论

霍乱之症，其来也反覆不安、上吐下泻、挥霍撩乱，故名曰霍乱。此病有因外受风邪，寒气入脏而致者；有因不慎口腹，内伤饮食而致者；或因胃气受伤，饱食不化；或因水土气冷，脾受寒温；或旱涝暴雨，清浊相混，误中湿气阴毒。总之，皆由寒温伤脾之故。盖邪伏脾胃，则中焦不能容受，从上而出则为吐，从下而出则为泻。故治霍乱之症，宜以温中散寒、疏滞行气为主，吐泻一止，再进以健脾暖胃之剂，始为得[1]当。然初起之候，亦须分别阴阳，审察寒热，庶几按症择药，不致有误施

---

① 始为得：癸未本缺此三字，据丙申石印本补。

之虞矣。

又论

直泻水米如竹筒者，谓之大泻，其症有寒有热。如口渴，手足热，及觉泻水如热汤，肛门觉热，为热泻也；如手①不冷，口不渴②，泻下清冷者，为寒泻也。若日三五次，如鸭粪稀糖者，早晨③解一二次者，谓之脾泻，非泻也。此病属肾脾虚，与泻④不同，最难治，患者谨之。

霍乱吐泻不止方

吴茱萸五钱　木瓜五钱　食盐五钱

上药同炒焦，先将瓷罐盛水三碗，煎百沸，然后入药同煎至碗半，随病人意冷热服。又艾叶一把，水二升，煎一升，服⑤。又生半夏捣烂，贴脐内，立止。如死而腹尚有暖气者，即加盐于脐上，艾灸七次，立生。

一治绞肠沙痛不可忍者

用炒盐一撮、阴阳水一钟，半碗汤半碗水和匀，名曰阴阳水。兼治沙发，调服，腹痛稍止，当服藿香正气丸。

---

① 手：丙申石印本下原有"足"。
② 不渴：癸未本缺此二字，据丙申石印本补。
③ 早晨：丙申石印本前原有"或"。
④ 泻：癸未本缺此字，据丙申石印本补。
⑤ 服：丙申石印本前有"温"。

藿香正气散方

藿香二钱　白芷二钱　桔梗二钱　半夏二钱，制　紫苏二钱　陈皮二钱　白术二钱，炒　大腹皮二钱　茯苓二钱　厚朴二钱，制炒　炙甘草五分　姜三片　枣二枚

水煎温服。此散原治四时不正之气，不服水土，脾胃不和，吐利腹痛，饮食停滞，恶心胸满等症。

一治霍乱甚而胃气稍存方

陈皮五钱　藿香五钱
煎服即愈。

一藿乱欲吐不吐欲泻不泻方

炒盐搅滚白汤内，候冰冷饮之。如不止，将针刺少商穴，十指头俱出血，立愈。少商穴在十个指头上，指甲之两旁，与出指甲之处相齐，只离指角两边各一韭叶之地，位即是少商穴也。

一治不吐不泻心腹胀痛烦闷欲死方

槟榔五钱　童便一盏，水一盏，同煎服
又方　将病人腿腕横绞上蘸温水拍打，拍之数次，待紫红脉纹现，然后取针可或磁器片亦可，刺破令出紫血，立即愈。

又方　将病人脚弯内用手拍至数十下，即有青纹突起，用针刺之，令出黑血，立愈。又或用生白矾一钱，为末，滚水送下。

阴阳痧症

阴痧则腹痛而手足冷，遍身上有红点，以灯火爆之；阳痧则手足暖，用针刺指角出血。不问阴阳二症，只用食盐二斤，炒热，用青布裹作二包，顿背上熨之，冷再复易，或脐上亦可。

一治伤暑霍乱，吐泻不止，寒热交作，痰喘咳嗽，胸膜胀满，目昏头痛，肢体浮肿

猪苓　泽泻各七钱　赤茯苓　干葛各一钱　天花粉二钱香薷　黄连　白术　甘草各五分

泄极加生麻七分，黄芩、石膏各八分。

热极加石膏、知母各一钱。

腹痛加炒芍药五钱，肉桂三分，寒痛亦然。

水二碗，姜三片，煎八分，温服。

又方　如无药，丝瓜叶一片、白梅一枚，并核中仁，同研极烂，新汲水调服即瘥。

藿香正气散治之亦效，或烦闷燥渴者，以凉水调六一散亦可。

一治虚冷吐泻方

苍术一钱二分　厚朴一钱　陈皮八分　甘草四分
煎服。

一治寒水交积，得食即吐，主于脾胃不和

苍术　厚朴各一钱　陈皮八分　甘草四分　半夏　茯

苓各一钱

寒加丁香、肉桂、干姜各三钱。

热加黄连五分，姜炒。

煎服。

一治胃虚不能纳食而吐方

人参　白术土炒　制半夏各一钱　炙甘草五分　茯苓一钱二分　橘皮七分　丁香三分　砂仁五分

煎服。

一治水泻方

蕲艾三钱

水煎，空心服。

或炒面、枯矾白糖和丸，服三小丸，忌油腻。

法制香连散

专治暑毒吐泻，肚腹疼痛等症。

滑石四两，研细末　外用陈皮　槟榔　枳壳　香茹半夏　干葛　木瓜各一钱　川连六分

将八味药煎汤，浸滑石，搅匀而止，晒干渣再浸，须用二剂。将滑石晒干，再加甘草末一两、沉香三钱、黄檀末，和匀，捣极细末，收贮，每服三钱，井水泡下。

京都内传法制人马平安散

专治霍乱伤暑、吐泻转筋、痢疾水泻、心腹疼痛、疟疾反胃。火眼以银针点大眼角内；头疼，鼻痣吹鼻内；

牙疼加于酱瓜内，咬在痛处；一切虫咬蝎蜇、疮毒痒痒，水和调之，涂患处。马骡驴上中下三结羯鞍风，水伤，热不食，骨眼、獐牙等症。用手蘸药，点大眼角内，俱效。

明雄黄一钱　朱砂一钱　火硝三分　麝香一分　冰片七厘　皂角五分　硼砂七分　银箔三十张　金箔三十张

共为细末，瓶内收藏用之。

酥雄丹

专治一切痧症，并暑气恶气。

上好朱砂研细末，飞净，一两二钱　真茅山花术净末，一两五钱　母丁香净末，一两二钱　雄黄净末，一两二钱　真蟾酥净末，一两二钱

以好酒化开，用手搅粘。

上将各药俱入酥内，擂丸，如米大。凡遇恶心酸痛，及四肢浮肿、头昏眼花、心须意乱，即用一丸噙于舌下，俟其自化，微觉舌麻，一刻自愈。重者不过二丸，再水浸化敷患处。忌生、冷、油、腻、辛、辣等物。

一治干霍乱欲吐不吐欲泻不泻急切绞痛方

淮盐八钱

锅内炒红，以水三大碗淬入，饮之，取吐为度，吐之得安。此风寒停滞故也。

一治水泻湿泻偏方

车前子三钱，炒　乌梅一个，去烟

水一樽半，煎八分服，渣再煎六分服。

一治绞肠痧将死者，屎尿已出

用生芊①芅一片放在病人口内，咽汁下喉即醒，醒后再吃几片亦可。

又方　好明矾末，滚水调服三五钱，亦效。

又方　胡椒二十四粒、绿豆二十四粒，同研，热酒调服。

又方　盐少许，置刀头，烧红淬入水中，乘热饮之。

一治中寒腹痛及绞肠痧

胡椒七粒，以布一层包好，嚼碎纳入脐中，随用膏药贴上，再以热手按之，盖卧少顷，腹中作热，或有汗出，则寒气散而痛止矣。

一治干霍乱绞肠痧

凡手足厥冷，欲吐不吐，欲泻不泻，阴阳乖隔，升降不通，转筋入腹，并痰壅作胀，汗出气冷欲绝。

炒盐一两　牙皂一钱

水二钟②，煎服。

又方　用吴茱萸三四两，盐数两，炒热熨脐下，亦效。

---

① 芊：丙申石印本作"芋"。

② 钟：原作"中"，据文义改。

一治男妇腹痛紧急，不识何症

用盐微炒，以布裹，熨痛处止。

一治绞肠阴痧，腹痛，手足冷，身上有红点

以灯草蘸油点火焠之。

一治绞肠阳痧，肠痛而手足暖

以针刺其指近爪甲处一分半许，仍先自两臂捋下，令出血即安。

又方　以手蘸温水于病人膝碗上，用力拍打，有紫黑处，以针刺血亦可。

一治黑痧

时名满痧，患者立时昏倒，微觉肚痛，面色黑胀，不呼不叫，甚者过两三时不救，再用荞麦数合，焙燥去皮，研末，每服三钱，温汤送下，重者再服。服药时忌吃茶，日后设染别症，倘药内有皂矾合就者忌服。

一论满痧

食清油不觉油气如水者是，随灌一碗，得吐即愈，亦有服栀子汤而愈者。

又方治一切痧症

先浓煎艾汤，试之吐者即是，用蚕退纸煎碎安碗中，倾入滚汤半碗，盖好，少顷热服，被卧取汗，自愈。

一治霍乱吐泻方

不拘男妇，但有一点胃气者服之，用生广陈皮五钱真藿香五钱

水二钟，煎一钟服。

一治卒然中暑气闭方

取大蒜一握，道上垫土研烂，以新水和之，去渣，灌之即醒。

一治霍乱吐泻又方

陈橘皮末二钱，汤点服不省者灌之，仍烧砖沃醋布裹，按心下熨之便活。

妇科总论

按妇人一道，病证最多，故有专讲妇科之医，不事外求者。[①] 妇人一身以血为主，和调于五脏，洒陈于六腑，统摄于脾，生化于心，宣布于肺，藏受于肝，施泄于肾，上入于乳房则为乳，下归于血海则为经，周身灌溉，荣卫和平，百病无从而生焉。自人色欲劳倦，不知戒慎，及至老壮则强弱相凌，或因风寒燥湿袭伤冲任，或因忧思抑郁耗损真阴，遂致淋沥乱期、带浊崩漏，种

---

① 按妇人一道病证最多，故有专讲妇科之医，不事外求者：癸未本无，据丙申石印本补。

种症情，不一而尽。然气倦神疲法当温而当补，形壮脉旺治宜疏而宜清，养脾胃以资生化之源，固肾气以安阴血之本。调经之道莫外于是，且经之流行亦须审其虚实、辨其寒热。过期而行者，血寒也；先期而行者，血热也；行经作痛者，气之滞也；过后作痛者，气之虚也；其色紫者属风，其色黑者多热；色淡者痰多之验，色浓者火盛之征。尝考古调经之方类，多耗气之药，人每疑其有误，以为人身正气何可耗也，不知太冲者气也，任脉者血也，气升则血升，气降则血降，血随气行，无时或息，若独耗其气以致血无所施，百病将从而生焉，又安望其经调乎？况心生血，脾统之，养其心则血生，实其脾则血足，气盛则血行，气虚则血滞，此千古不易之理也，又何疑调经之耗其气哉？凡妇人行经之时，最宜保重，稍有失养，为病非浅，暴怒生则损其冲任，色欲多则损其血海，甚至抑郁莫解，致血停滞，走于腰胁，注于腿膝，一遇新血，击搏则疼痛难忍，更有散于四肢则麻木不仁，入于血海则寒热不定，或怔忡而烦闷，或燥急而颠狂，或从上涌，或从下漏，此是七情六欲所致也。至若胎前宜温，产后宜补，人人得而知之。然亦有饮食不节，脾胃受伤，寒暖失调，风邪易入，只须以病治病，不得过拘成格，岂能偏执一法以尽胎前产后之变哉？

调经诸方

一论此方能调益荣卫、滋养气血，治冲任虚损，月水不调，筋骨疼痛，崩中漏下，血瘕块硬，妊娠宿冷，保养失宜，胎动不安，血下不止，及产后虚寒，恶露不下，结生瘕聚，小腹坚痛，发寒发热，妇人百病皆宜。

四物汤

当归身酒洗　川芎　白芍药酒炒　怀熟地黄各二钱

上剉一剂，水煎温服，按病加减。

一经候将来，腹中阵阵作痛，乍作乍止，血气实也。用生地、黄连、香附、桃仁、红花、玄胡索、牡丹皮、莪术。

一经水先期而来者，血热也。用生地；加黄连、黄芩、白芷。

一经水过期而来者，瘦人多是血少。倍用当归、地黄；加黄芪、甘草；少佐以红花、桃仁。肥人多是气虚挟痰，阻滞升降然也。去地黄，加参芪、甘草、茯苓、半夏、陈皮、香附。

一论过期而紫黑者，血热也，多作腹痛。用生地；加香附、黄连、玄胡索、五灵脂、乳香、没药。

一论过期而淡者，痰多血少也。用生地黄合二陈汤煎服。

一论肥盛妇人经水或隔月一行者，痰盛而躯脂闭塞经脉。以导痰汤加芎归、香附、苍术、白术。

一经水或来，或断寒热如疟者。合小柴胡汤煎服。

一经过数日，腹中绵绵走痛者，此血行而滞气未行也。加木香、槟榔煎服。

一经行后而作痛者，气血俱虚也。加四君子汤煎服。

一经水将行腹中绞痛者，血涩也。加川楝子、小茴、木香、槟榔、玄胡索。

一经行之时，忽遇怒气，以致心腹腰胁疼痛，脉弦急不匀，乃瘀血作痛也。加桃仁、红花、玄胡、莪术、青皮行血即愈。

一经行不止，加炒阿胶、地榆、芥穗。

一妇人因经水过多，五心烦燥，日晡潮热。加胡连、黄连二三服。

一妇人筋骨肢节及遍身疼痛，两手脉弦，憎寒如疟，每以散风止痛之剂罔效。加羌活、防风、秦艽、官桂立效。

一血崩初起，不论虚实。加芥穗灯上烧过、防风、升麻；如不止，加蒲黄炒、白术炒。

一治血崩用荆芥、黄芩、香附。

一治崩漏用沙参、益母、香附炒、阿胶炒、蒲黄炒、陈皮、白术、甘草，去当归不用。

一赤白滞下。加柴胡、升麻酒炒，各七分、半夏姜汁炒、白茯苓、苍术泔浸，炒、黄柏酒炒、知母酒炒、干姜炮，升阳除显①，带自除也。

一胎动下血不安。加艾叶、阿胶炒、黄芩、白术、砂仁、香附、糯米。

一胎死腹中。加官桂、白芷、麝香。

一产后恶露不行。加益母、桃仁、苏木。

---

① 显：疑作"湿"。

180

一产后血虚，昏晕不醒。加人参、白术、白茯苓、干姜、香附、甘草。

一腹中气块。加木香、槟榔。

一血积块痛。加三棱、莪术、官桂、干漆炒。

一口干烦渴。加麦门、干葛、乌梅。

一骨蒸劳热。加知母、地骨皮、柴胡。

一小便闭涩。加泽泻、木通。

一大便不通。加桃仁、大黄。

一虚烦不眠。加竹叶、人参、枣仁炒。

一心神恍惚。加远志、枣仁、白茯苓、辰砂另研。

一呕加藿香、半夏、砂仁、陈皮。

一泻加白茯苓、白术、莲肉、山药、炮姜。

一妇人经水先期而至，血紫有块，腰痛，手足冷痹，口干，头眩胸痞。本方加条芩、荆芥、香附、小茴、玄胡、续断、杜仲、地榆、甘草。

一妇人血块，痛不可忍。加三棱、莪术、青皮、陈皮、小茴、香附、吴茱萸、玄胡、木香、甘草、姜枣煎服。

一妇人经不下行，逆经吐血不止。本方一两加川大黄酒浸，炒，一两，水煎，入童便同服。

一妇人女子经信愆期，以致鼻衄，错经妄行。本方去地黄；加桃仁、山栀炒、大黄酒炒、甘草共七味，水煎，入童便服。

一妇人经行数日不止。本方加伏龙肝、地榆、蒲黄、黄柏、侧柏叶、黄连、白茯苓、甘草、栀子十三味。因气恼加香附；脾胃虚、少食，加白术。

一妇人经水不调，或腹痛白带，或淋漓不止，或形消体瘦，头目昏晕，面色痿黄，四肢无力。以十全大补汤加香附、陈皮、玄胡、砂仁、阿胶、沉香、小茴、吴茱萸。

一室女十三四岁，经脉初动，名曰天癸至，失于调理，心腹胀满，恶寒发热，头身遍痛，此感寒血气不顺，宜服小温经汤、和气散主之。

小温经汤

桂枝三分　白芷四分　羌活四分　柴胡四分①　白术五分　砂仁四分　当归酒洗，一钱　香附炒，一钱　川芎七分　黄芩七分　熟地黄一钱　甘草二分　枳壳去穰，七分　小茴酒炒，四分　白芍酒炒，一钱

血气刺心腹难忍加玄胡、干漆炒，各五分。

咳嗽加杏仁去皮尖，七个、五味子十个、桔梗七分。

生姜三片，水煎热服。

和气散

香附炒，五钱　黄芩四钱　枳壳去穰，炒，四钱　陈皮藿香　小茴酒炒　白术去芦　玄胡　砂仁　草果各三钱甘草八分　厚朴去皮，五钱

共为细末，每服二钱，空心米汤，酒送下亦可。

---

① 柴胡四分：丙申石印本无。

一论室女十五六岁，经脉不通，日夜寒热，手足麻痹，饮食少进，头疼，恶心呕吐，腹中结块者，此误食生冷所伤。宜：

加减四物汤

香附炒，一钱　当归酒洗　川芎　枳壳去穣，炒　柴胡　白芍沙炒，各八分　黄芩　陈皮　三棱醋炒　莪术醋炒，各六分　熟地黄一钱　白芷　玄胡　小茴酒炒　白术去芦，炒　青皮去穣　砂仁　肉桂　甘草各五分

水煎，空心热服。遍身疼痛，加羌活。

一论室女十七八岁，经脉不通或百日或半年，颜色青黄，饮食少进，寒热往来，四肢困乏，头疼目眩，腹痛结块，五心烦闷，呕吐膨胀。此血气俱弱，脾胃受伤，误食生冷。所致急宜扶脾胃、和气血，先以逍遥散，次服加味八物汤，后用调经丸。

逍遥散

当归酒洗，一钱二分　白芍酒炒，一钱　柴胡　黄芩各一钱　川芎　熟地黄　半夏姜炒，各七分　人参　麦门冬去心，各五分　甘草四分

生姜三片，水煎热服，再服八物汤十剂，更服调经丸数服。如少睡，加枣仁炒，以敛心血。

加味八物汤

香附　当归　白芍酒炒　白术去芦　川芎　人参　熟地黄　小茴炒　黄芩　柴胡　白茯苓去皮　甘草

183

腹痛者加玄胡、枳壳、干漆。

呕吐恶心加良姜、砂仁。

麻痹恶寒加肉桂。

咳嗽加杏仁、五味子、款冬花。

水煎服。

调经丸

香附醋浸，晒干，三两　当归酒洗　白术去芦，一两五钱，如腹痛以苍术代之　枳壳面炒　赤芍　陈皮醋炒　陈艾　小茴酒炒　川芎　厚朴姜汁炒　熟地黄酒蒸，各一两五钱　青皮去穰，一两二钱　玄胡　砂仁　三棱醋浸，煨　莪术醋浸，煨　牛膝去芦，酒洗　白芷　粉草各一两

共为细末，醋打米糊为丸，如桐子大，每服百丸，空心米汤下。

一论妇人二十岁后，遇经脉来时，沿身疼痛，麻痹寒热，头昏目眩。可服：

加减五积散

厚朴去皮，姜汁炒　苍术米泔浸　川芎　白茯苓去皮　当归酒洗　半夏姜炒　白芍酒炒　独活　羌活① 牛膝去芦　桔梗　白芷　枳壳面炒　麻黄去根　陈皮各等分　甘草三分

葱姜煎，热服。

咳嗽加五味子、杏仁。

---

① 羌活：丙申石印本无。

184

泻去枳壳，加肉蔻。

一论妇人二十三四岁，经水不调，或赤白带下，如梅汁淋漓，或成片有阻二三月者，此气血俱弱，渐生潮热，咳嗽，饮食少进，四肢困倦，日久变生骨蒸，即成痨瘵。急当调治，可服前加味八物汤四剂，再服大温经汤。

大温经汤

香附八分　当归酒洗，八分　白芍酒炒，七分　熟地黄鹿茸酥炙，各八分　人参　白茯苓去皮　白术去芦　吴茱萸炒　玄胡　川芎各五分　砂仁　陈皮　小茴酒炒，各四分　沉香三分　黄芪蜜炒，五分　阿胶炒　肉桂　甘草各三分

生姜三片，水煎，空心热服。

如汗加枣仁炒、黄芪蜜炒。

咳嗽加杏仁、五味子、半夏、桔梗各五分。

潮热加柴胡、黄芪。

一论妇人二十四五岁，经水不调，宜服加味四物六君子汤。

加味四物六君子汤

厚朴姜汁炒　半夏姜汁炒　当归酒洗　香附各五分　枳实面炒　白茯苓去皮　川芎　赤芍　苏叶　槟榔　桔梗白术去芦，各四分　砂仁　红花　黄连酒炒，各三分　全胡三分　陈皮四分　甘草二分

生姜三片，水煎，空心热服。

一论妇人二十五六岁，血海虚冷，经水不调，小腹疼痛，赤白带下，面色痿黄，四肢无力，头昏眼花。宜服四物补经汤，再服乌鸡丸。

四物补经汤

香附　当归　白芍酒炒，各六分　熟地黄　川芎各五分　黄芪蜜炒　白茯苓去皮　白术去芦　黄芩　玄胡　陈皮各四分　砂仁　小茴酒炒　人参　阿胶炒　沉香另研　吴茱萸各三分　粉草二分

生姜三片，水煎，空心热服。

乌鸡丸

海金沙　侧柏叶盐水浸，焙干，各四两　香附炒，二两　厚朴姜炒　当归酒洗，各三两　白术去芦　川芎　白芍酒炒　熟地黄各二两　羌活一两五钱　防风一两五钱　人参　砂仁各一两　粉草三钱

上到，用白毛乌肉膳鸡一只，杀，净去毛肠，将药一半入鸡肚中，放铜锅内，好酒五壶、水二瓶，文武火煮至干，去鸡骨，取肉切细，同药晒干为末，用粳米酒水煮为丸，如梧子大，每百丸，空心米汤下，酒亦可。

一论妇人二十七八岁，身体虚弱，经水淋漓，或成片，或下黑水，面色青黄，眼花头晕，四肢无力。先服此方数剂，后服前大温经汤十余剂方妙。

止经汤

当归酒洗，一钱三分　白术去芦，八分　白芍酒炒　川芎

熟地黄　香附　阿胶炒　黄芩　蒲黄炒　侧柏叶　砂仁各
七分　甘草少

　　生姜三片，水煎，空心热服。

　　咳嗽加五味子、杏仁去皮。

　　腹痛加枳壳、玄胡、干漆。

　　气急加半夏、苏子各五分。

　　一治妇人经水来，多不止。用靳艾一两，好生酒炒三
次，碗盖，淬，入水煎，去渣温服。

　　一论妇人三十一二岁，生育过多，以致血败，经水
不均，腹中结块，饮食少进，头昏目眩，潮热往来，五
心烦燥，此血虚胃热。宜服红花当归散，再服八物汤。

红花当归散

　　当归酒洗，八分　川芎　赤芍　熟地黄　黄芩　香附
各六分　枳壳五分　玄胡五分　厚朴姜炒　小茴酒炒　柴胡
陈皮　三棱醋炙　莪术醋煨　牛膝四分　红花三分　甘草二
分　生姜①，水煎，空心热服。

　　一论妇人三十四五岁，因经水来时当风作卧，外邪
乘入，四肢麻痹，脾经受风，咳嗽痰盛。宜服五积交加
散数剂，再服八物汤。

五积交加散

　　羌活一钱　当归酒洗　川芎　独活　白芷　厚朴姜炒

――――――――――

　　①　生姜：丙申石印本后有"三片"。

苍术米泔炒　防风去芦　枳壳面炒　陈皮　半夏姜炒　麻黄
桔梗　白茯苓　柴胡各八分　桂皮四分　甘草三分

姜葱煎，热服。

再服去柴胡，加乌药、僵蚕各一钱，酒煎，须热服。

一论妇人三十六七岁，经行太过，血气虚耗，胃气
不足，故经水妄来。可进八珍汤同乌鸡丸治之。

八珍汤

当归酒洗　白术去芦,各一钱　白茯苓去皮　人参　川
芎　熟地黄　白芍酒炒,各八分　甘草三分　香附八分

生姜水煎，热服。

一论妇人三十八九岁，经脉不行，腹中块痛，不思
饮食，此余血未尽。宜服莪术散。

莪术散

香附三两　当归酒洗　莪术醋煨　玄胡　赤芍　枳壳
面炒　熟地黄　青皮去穰　白术去芦　黄芩各一两　三棱醋
煨　小茴炒　砂仁各八钱　干漆炒尽烟　红花各五钱　川芎八
钱　甘草一钱

共为细末，每服二钱，空心好米酒下。

一治妇人腹中作痛，上下不定，经年血积也。

青皮　陈皮　三棱　莪术　香附　乌药　干姜

上各等分，醋煮，焙干为末，空心陈皮汤下。

一论妇人四十二三岁，经水断绝，数年复来，或成
片条，或淋沥不止。宜和经汤、乌鸡丸相间服之，和经

188

汤若三帖即去，气药乃香附、小茴、陈皮是也。

和经汤

白芍酒炒，一钱二分　当归酒洗　熟地黄　白茯神　白术去芦　黄芩　香附　川芎　枣仁炒　蒲黄炒　阿胶面炒，各八分　白芷一钱　陈皮　小茴酒炒，各七分　甘草少许

上剉，每服一两，姜枣煎，热服。

一论妇人经水不调，或前或后，或多或少，耳鸣眼黑，赤白漏下，腰腹疼痛，五心烦热，四肢沉困，肌肤消瘦，不思饮食，百病皆宜。

调经滋补丸

香附米酒、醋、童便、盐汤各浸一两，各炒干，共四两　当归酒洗，二两　川芎　白芍酒炒，各一两　怀生地黄酒浸，砂锅蒸黑　白术去芦，炒，各二两　白茯苓去皮　陈皮　怀山药山茱萸酒蒸，去核　牡丹皮　小茴盐酒炒　玄胡　阿胶蛤粉炒，各一两

共为细末，酒醋打面糊为丸，如梧子大，每服百丸，空心米汤下。

一论妇人五十以外，经水犹不止，颠颠倒倒，不准而来，当急防之，恐成败血症也。

十金丹

当归头二两　怀山药三两　白术　人参　黄芩酒炒，各二两　白茯神去心皮，一两　怀生地酒拌，烘干，四两　绵地榆　鹿角霜　黄柏酒炒黑，各二两

共为细末，用艾叶三两、水二斤，煎至一斤，去渣，入浮小麦粉六两，搅匀煮熟，糊和药为丸，每日一百五十丸，空心扁柏叶煎汤送下。

一治妇人因怒吐痰，胸膈作痛，服四物、二陈、芩、连、枳壳之类不应，更加祛风之剂，半身不遂，筋渐挛搐，四肢痿软，日晡益甚，内热口干，形体倦怠。予以为怒伤脾肝，气血复损而然，遂用逍遥散、补中益气汤、六味丸调治，喜其谨养，有方年余愈矣。

一治妇人晡热，肢体消瘦，饮食无味，鼻衄血崩，经水不行，或用顺气清热等剂更加寒热，且欲作呕。予以为郁怒亏损脾胃，虚火错经妄行，以补中益气汤、六味丸。

一治妇人多怒，经行旬余方止，后淋沥无期，肌体消瘦，口干内热，盗汗如洗，日晡益甚。皆由肝脾亏损，无以生发元气，以补中益气汤加茯神、远志、麦门冬、枣仁、五味子、牡丹皮、龙眼肉。

逍遥散方见虚劳　补中益气汤方见内伤　六味丸方见补益　十全大补汤方见补益

断产方论

妇人欲断产者，不易之事，虽曰天地大德曰生，然亦有临产艰难，或生育不已，或不正之属，为尼为娼，不欲生之而欲断之者。故录验方以备所用，然其方颇多，有用水银、虻虫、水蛭之类，虽不复胎，难免受病，此方平和而有异效。

190

断产奇方

故蚕纸方圆一尺，烧为末，酒调服，终身不胎也。

千金断产方

油煎水银，一日方息，空心服如枣大一圆，永不结胎，且不损人。

一断子法

用白面曲一斤①、无灰三斗，打作糊，煮至二升半，绢袋滤去渣，分作三服，候月经来日晚吃一服、五更吃一服、天明吃一服，经事即行，终身无子矣。

经闭总论

妇人尺脉当胜，而右手脉洪大者，此和平无病之征。若或浮或滑，断续不匀，或肝脉沉细少力，皆经闭而不通也。盖因本体虚弱，及色欲过度，冷热不节，以致脾胃不和，饮食少进，久之新血不生，遂成闭塞矣；或因坠胎伤血，痢疾失血，血去过多，亦易致成此疾。治宜以生血补气为主，盖气旺则血生，血生则经自行矣。

一治妇女经闭，不论虚实寒热，宜服此方。

---

① 斤：癸未本无，据丙申石印本补。

191

清热通经汤

当归酒洗，一钱　川芎八分　白芍酒炒，一钱　生地黄一钱半　大黄七分　官桂四分　厚朴姜炒，八分　枳壳麸炒，一钱　枳实麸炒，一钱　黄芩一钱　苏木一钱　红花五分　桃仁去皮尖，十个　乌梅一个

上剉，生姜三片，水煎，空心温服，不数剂而奏效。

一论妇女经水不通，腹中积块癥瘕，攻注刺痛。宜服：

归术破癥汤

归尾酒洗　赤芍　白芍　青皮　三棱醋炒　莪术醋炒，各一钱　香附醋炒，一钱　乌药七分　官桂　苏木　红花各五分

上剉，一脐水煎，入酒一盏，空心服。

一论妇女经闭一二年不通，脐左下兼有块积，或吐血，或便血，发热咳嗽，吐痰盗汗等症。宜：

养血调经丸

当归酒洗，二两　川芎一两　白芍酒炒　熟地黄四两　山茱萸酒蒸，去核，二两　白茯苓去皮，一两半　怀山药二两　牡丹皮一两　栀子仁炒，一两半　益母草二两　生地黄酒洗，二两　香附米醋炒，二两　陈皮一两半　泽泻一两半

上为末，炼蜜为丸，如梧子大，每服三钱，空心淡姜汤下。

一治妇人血瘕作痛，脐下胀满，或月经不行，发热

192

体倦。

当归八分　桂心六分　玄胡索炒，四分　白芍酒炒，六分
血竭六分　蒲黄炒，六分

上为末，空心酒调下。

消积通经丸

香附米醋炒，十两　艾叶醋炒，二两　当归酒洗，二两
川芎一两　赤芍一两　生地黄二两　桃仁去皮，一两　红花
酒洗，一两　三棱醋炒，一两　莪术醋炒，一两　干漆炒，一两

上为细末，醋糊为丸，梧子大，每服八十丸，临卧
淡醋汤下。

一治妇人月经不通，鼻衄出血不止侍郎张玉阳传。

当归一钱半　川芎一钱　白芍一钱半　生地黄酒炒，一钱
半　知母一钱　黄柏盐水炒，一钱二分　桃仁去皮尖，一钱
红花一钱　牡丹皮一钱　茅根　侧柏叶各二钱　大黄用红花、
苏木、茜根共煮大黄，一日取出，晒干，三钱

上到，一剂水煎，空心服。

一治室女经水不行。

当归　生地黄　川芎　赤芍　荆芥穗　枳壳麸炒，各
一钱　马鞭草一钱半　牡丹皮　杜牛膝　生蒲黄各五分　桂
心二分　乌梅半个

上到，一剂水煎，服日二剂。过期不行加泽兰叶。

一治室女经闭，咳嗽发热，属虚弱者。宜：

养血通经汤

牡丹皮　当归各一钱五分　白芍　生地黄　陈皮　白

193

术去芦　香附各一钱　川芎八分　柴胡　黄芩各七钱　甘草四分

上剉，一剂水煎，空心温服。

通经调气汤治症同前

当归酒洗　川芎　白芍酒炒　生地黄　香附米童便炒，各一两　牡丹皮八钱　柴胡六钱　黄柏酒炒，六钱　知母童便炒，八钱　牛膝酒洗，八钱　桃仁去皮尖　红花二味量加

上剉，服如前法。

一治妇人经闭不通，不论新久下，取良法。

下取通经丸

乳香　没药　孩儿茶　巴豆去壳　血竭　葱白各五分　斑蝥五个

上为末，共捣为丸，绵裹三层，系放筒口上，将线系住送入阴户内三四寸许，俟一炷香，经水即下。

一治妇人胃气虚弱，或悲哀过度，怒气伤肝，以致吐血、咳嗽、发热、盗汗、经水不行。治宜补中益气汤加桔梗、贝母，兼进六味丸。

补中益气汤方见内伤门　六味丸方见妇人虚劳类

崩漏总论

妇人经脉忽然暴下不止者，名曰血崩；延绵日久不净者，久曰漏下。皆由劳欲过度致伤冲任血海，气虚不能纳制，经血遂至失陷。治法须大补气血，升举脾胃之

194

气。盖脾胃为气血之统摄，阴阳之根蒂。若不急加滋补，恐去血过多，渐至血脱气竭，甚可惧也。然亦有内火甚炽，迫血妄行者，只宜泻火滋阴，不可专投补剂。盖此中有寒有热、有虚有实，惟在审症之分明，寒热毋混于所施，庶无误矣。

脉征

妇人漏下日久、血崩数斗者，脉急则死，脉迟则生；又曰，脉小虚滑者生，大紧实数者死。其寸口弦大者，弦为藏，大为芤，藏则为寒，芤则为虚，虚寒相搏，其脉为牢。能辨此者，庶无寒热混施之误矣。

升阳除湿汤

当归酒洗，五分　黄芪一钱半　苍术米泔浸，一钱半　柴胡一钱半　升麻一钱　藁本　防风各一钱　羌活一钱半　独活五分　蔓荆子七分　甘草炙，一钱

上剉，作一剂，水煎，空心温服。少时以早饭压之，可一服而愈，又灸足太阴脾经血海穴二七壮。此药乃从权之法，因风胜湿为胃气下陷，而气迫于下以收其血之暴崩也。住后必须服黄芪、人参、当归、炙甘草之类，数服以服之。

一治妇人崩漏，多因气于使而下者。

黄芪蜜炒，五分　人参五分　白术去芦，一钱　当归身酒洗，一钱　川芎五分　白芍酒炒，一钱　香附炒黑，一钱　蒲黄五分，炒　熟地黄一钱　地榆五钱　升麻三分

195

上剉，一剂水煎，空心服。

一治妇人经水过多不止者。

樗根皮七钱半　白芍炒，一两　黄芩炒，一两　龟板炙，一两　黄柏炒，三钱　香附子童便浸一宿，二钱半

上为末，酒糊为丸，如梧子大，每服五十丸，空心温酒白汤任下。

一治妇人血崩气血两虚而兼热者。

当归酒洗，一钱　川芎七分　人参一钱　黄芪盐炒，一钱　防风八分　荆芥一钱　白芍酒炒，八分　真阿胶炒成珠，一钱　艾叶醋炒，一钱　蒲黄炒　黄连酒炒，一钱半　黄芩酒炒，一钱　白术去芦，土炒　生地黄姜汁炒，一钱半　地榆一钱　山栀子炒黑，一钱　甘草生，三分

上剉，一剂水煎，空心温服，或姜枣煎服。

一治妇人血崩，或作肚腹刺痛者。

薄黄炒　五灵芝　官桂　雄黄　甘草各一钱

上为细末，每服一钱，姜汤调下。

一治血崩，恶露去多，心神恍惚，战慄虚晕者。宜：

复元养荣汤

远志肉五分　人参一钱半　酸枣仁炒，一钱　黄芪蜜炒，一钱　荆芥八分　白芍酒炒，一钱　当归头一钱　地榆一钱　白术去芦，一钱　甘草三分

上剉，枣一枚，水煎温服。

如虚极发晕、不省人事、口噤，急以醋噀其面，又将铁锤烧红，浸入醋碗内，沸起醋气熏本妇鼻边，此产

196

后通用法也。

一治妇人经候凝结，黑血成块，左廂有血瘕，水泄不止，食有时不化，后血块暴下，并水泄俱作，饮食减少，人形瘦弱血脱。益气，古圣人之法也。先补胃气以助生发之气，故曰阳生阴长，诸甘药为之先务也。

益胃升阳汤

黄芪蜜炒，一钱半　人参一钱二分　甘草炙，一钱　陈皮一钱　白术去芦，二钱　当归一钱　柴胡五分　升麻五分　神曲炒，一钱　生黄芩二分

上剉，一剂，水煎服。

腹痛加白芍三分、肉①桂少许。

口干作渴加葛根五分。

一异人传授秘方，治血崩如神。

金凤膏

白毛乌肉雄鸡一只，吊死，水泡去毛，去肠杂不用，将金樱子之根洗净切片，装入肚内，酒煮令熟，去药，将鸡酒任意食之。

一治血崩试效方

怀生地黄用砂仁、陈皮煎水，蒸黑，六分　牡丹皮六分石枣酒蒸，去核，六分　怀山药五分　条芩酒炒，八分　蒲黄炒，八分　阿胶炒，八分　香附醋炒，六分　白芍酒炒，八分

---

① 肉：原作"中"，据丙申石印本改。

197

白术_{去芦, 炒, 六分}　黄连_{姜汁炒, 八分}　陈皮_{五分}　甘草_一
_分

上合一剂, 生姜三片, 枣一枚, 不拘时服。

一治妇人五十以上, 经脉暴行。《内经》曰, 火主速, 不可以冷病治之。如下峻药即死, 止可用黄连解毒汤以清其上, 加棕灰莲壳以渗其下, 然后用四物汤凉血和经可也。

一方治血崩。用槐花一两、百草霜半两, 为末, 每服二钱, 烧红秤锤淬酒下。

一方治风热血崩。荆芥穗、灯火烧焦为末, 每服三钱, 童便调下。

一方①血虚内热, 血不归元而崩。桂心烧存性, 为末, 每服一二钱, 米饮调下。

一方治血崩。枯矾为末, 面糊为丸, 指顶大, 每一丸, 好酒下。

一方治血崩。棕烧灰一撮, 好酒调, 空心一服立止。

一方治血崩。用益智仁为末, 每服二钱, 以烧红秤锤淬黄酒调服。

一方治血崩。用精肉四两、百草霜二两, 节过②蘸吃即止。

一方用干驴粪为粗末, 入坛内烧烟, 令崩妇坐其上, 烟熏久久自止。

---

① 一方: 疑后脱"治"。
② 节过: 语义不详, 存疑。

198

一方用腥腥草，剉一剂，水煎服，立止。

一方鸡子一个，去黄入银硃三钱，搅匀，烧存性，温酒下。

一方蚕沙拣净为末，每服三钱，空心温酒调服。

一方五灵脂炒尽烟为末，每服一钱，温酒调下。一方半生半炒。

一方香附米炒黑为末，每服三钱，空心热酒调服，米饮亦可。

一妇人崩漏，面色黄或赤，时觉腰间脐下痛，四肢困倦，烦热不安，其经行先发寒热，两胁如束。此脾胃亏损，元气下陷，与相火湿热下迫所致。以益气汤加防风 白芍 黄柏炒。

一女子漏下恶血，月经不调，或暴崩不止，多下水浆之物，或白带脱漏不止。皆因饮食不节、劳倦所伤，或素有心气不足，致令心火乘脾，必怠惰嗜卧、困倦乏力、气短气急。脾主滋荣周身者也，脾胃虚而心胞乘之，故漏下、月水不调也。况脾胃为血气阴阳之根蒂也，当除湿去热抑风，气上伸以胜其湿。又云，火郁则发之。以益气汤去参、术、陈皮，加苍术、藁本、防风、羌活、蔓荆子。

一妇人经行太过，血气虚耗，胃气不足，故经水妄来。可以十全大补汤去桂、芪，加香附。

一妇人血崩，过服寒凉之剂，其症益甚，更加肚腹痞闷，饮食不入，发热烦燥，脉洪大而虚。此脾经气血虚而发燥也。令急用八珍汤加炮姜，以温补之。乃竟误服止血降火之剂，以致虚症蜂起，始信予言，缓不及治矣。

带浊总论

带浊之症，属于阴分者居多。《内经》云，带下出于胞宫，淫浊由于膀胱，而其源皆由于肾气之虚也。盖肾与膀胱为表里，肾气不固，则湿热下流而带浊，或因劳倦伤脾，或因色欲伤肾，或过食煎炒、酒湿，热毒伤胃，脾肾受伤即易致此疾。治宜以扶脾补肾为主，时医不究其源，以为带浊一症①纵由于膀胱之湿热，遂以牡蛎、地榆之类清其湿热，不知本根既伤，徒治其末无当也。患此症者，毋惑于湿热之说焉，庶无误②矣。

十六味保元汤

黄芪一钱　人参二钱　山药一钱　白茯苓一钱　当归身一钱　巴戟肉二钱　石斛七分　川独活一钱　升麻七分　黄柏酒炒，八分　杜仲小茴盐煎汤，拌炒，一钱半　贯仲去根土，三钱　莲蕊一钱　圆眼肉三枚　骨碎补先以炙草火上烙，粗布搓净，一钱　生甘草三分

上到，一剂，水煎，空心温服。

潮热。加柴胡八分　黄芩炒，一钱。

---

① 症：丙申石印本作"证"。
② 误：癸未本无，据丙申石印本补。

200

带甚者月经必少，其有聚而反多者，或紫，适来适断，漓漓落落而不净者。加荆芥一钱 黄连酒炒，七分 地榆八分。

若五心烦热而口舌干者。加知母一钱 麦门冬一钱 地骨皮。

大便涩而燥者，乃血少火燥阳明也。四物汤加麻仁、大黄等分，研如泥，半夜热服之。

带下久不能止者。宜六龙固本丸，大效。

一论此药能生血固真①、补心益肾，带不漏则经水自调，月经调则有孕。男妇元气充足，产子少病而且寿矣。此方不特赤白带下有效，凡产后虚痨，一切不足之症，并欲求嗣得孕，妇女诸虚，皆有殊效者也。

六龙固本丸

怀山药四两 巴戟肉四两 山茱萸肉四两 川楝子肉二两 黄芪二两 小茴香一两，盐二钱，煎汤拌练肉，同炒干 补骨脂二两，青盐三钱，煎汤，拌半日，搓去皮，黄柏五钱，酒煎，拌骨脂炒 人参二两 莲肉二两 木瓜一两

上药用水三碗，煎至一钟，拌上三味，同微炒干为度。

当归身二两 生地黄二两 白芍一两 川芎一两，四味用童便二钟、好酒一钟，拌浸一日，烘，又浸，又烘干

上为末，用班龙胶一料，和丸如梧子大，每服百丸，

① 真：丙申石印本作"精"。

空心淡盐汤下。

班龙胶方见补益，人多难得，予常用炼为丸，服之亦效。

一治妇人经水不调，脐腹冷痛，赤白带下，子宫虚冷，久无子息。宜先服五积散加香附、吴茱萸、小茴，入米糖一块，煎服，减麻黄后服此丸药。

白凤丹

嫩黄芪蜜水炒　人参去芦　白术去芦，微炒　白茯苓去皮　当归身　川芎　白芍酒炒　肉桂　大附子面裹，煨去皮脐　川干姜炒　胡椒　小茴香盐酒炒　破故纸盐酒炒　艾叶醋炒　乌药以①上各二两　吴茱萸炒　甘草炙，各一两　香附米醋炒，六两　苍术米泔浸，炒，四两

上剉片，用白毛乌肉鸡一双，重二斤，吊死，水泡去毛屎，并头足不用，放锅内，将药片盖上，入好酒煮烂为度，取去骨，同药在锅，焙干为末，将煮鸡酒汁打稀，米糊为丸，如梧子大，每服五十丸，空心好酒送下。

一治妇人赤白带下。宜：

补中益气汤加黄柏、知母、香附、半夏、川萆薢、川楝子，肉姜煎，先服此汤，次进后丸药。

归附地黄丸

当归酒洗，三钱　川芎一两　白芍酒炒，二两　熟地黄酒

---

①　以：原作"已"，据丙申石印本改。

蒸，一两　香附子童便浸，炒，二两　黄柏去皮，童便浸三日，晒干，一两半　知母去毛，一两半，酒浸，晒干　陈皮一两半　五味子一两半　苍术米泔浸，炒，二两　牡蛎煅，五钱　椿根皮酒炒，一两半

一方有白葵花一两。

一方无五味，有山茱萸酒蒸，去核二两。

人虚加人参、白术。

上为细末，酒糊为丸，如梧子大，每服五十丸，空心淡盐汤下，后用干物压之，忌葱白、萝卜、胡椒、煎炒、发热之物。

一治妇人赤白带下。用：

溯源丹

当归酒洗　熟地黄酒蒸　蕲艾醋炒，各二两　香附醋浸，炒，三两　川芎　人参各一两二钱　白芍酒炒　阿胶蛤粉炒　白术去芦　茅术米泔制　椿根皮酒炒　黄柏酒炒，各一两　地榆七钱　白茯苓去皮，八钱　白石脂火煅，六钱

上为细末，米醋糊为丸，梧子大，每服五六十丸，空心米汤送下。

一治妇人赤白带下，上热下寒，口出恶气，或咽干，或牙痛，或耳鸣，或遍身流注疼痛，或发热增寒，或口吐酸水，或心腹气痛，或下五色腥臭。用：

清玉散

当归酒洗　川芎　赤芍　生地黄　陈皮　半夏姜制

203

白茯苓　苍术米泔浸　香附　黄连　黄芩　柴胡去芦　升麻　牡丹皮　甘草

上判，一剂，生姜煎服。

一治妇人白带，其效如神。

硫磺不拘多少，将豆腐剐去中一块，入硫磺居中，上仍用豆腐盖住，砂锅底为稻草铺之，放豆腐于内，上仍用草盖，入水煮一日，频频添水，煮至豆腐黑为度，取出硫磺，研为末。将白芍纸包，水湿火煨，切片为末。各等分合一处，和匀，水打面糊为丸，如梧子大，每早空心用五分，好烧酒一钟送下，服五日后即愈。如未愈，每早服一钱，服至五日全愈。

一治妇人白带，男子白浊、下淋。

干姜炮，一两　百草霜一两

为末，每早服一钱，温酒调下。

一治妇人赤白带下，不论年月深久，不瘥。

干姜炒黑，五钱　白芍酒炒，二两

上为细末，早晨每服二钱，空心米饮调下。

一方白鸡冠花为末，每服三钱，空心酒调下。若赤带，用赤鸡冠花。

一方用鹿角烧灰存性，为末，好酒调下，空心服二匙。

一方鸡子开顶，入硫磺末三分，湿纸裹，火煨，嚼吃，好烧酒下。

一方苍术米泔浸、焙干，干姜炮，各等分，为末，每二钱，空心酒下。

204

一方白芷四两、以石灰半斤淹三宿，去灰，炒焦为末，米饮空心调服。

一方硫磺五钱，炒化，胡椒四十九粒为末，好酒调服。

一方硫磺五钱、用乌梅肉三钱，捣丸，黄豆大，空心酒服五丸。

一方黄荆子炒焦，为末，空心米饮调服，以能燥湿痰也，亦可治心痛。

一方五倍子、桃仁炒，去皮尖，各等分，为末，每二钱，空心烧酒下。

一治妇人久患白带，瘦削无力，倦怠欲睡，腰酸腿痛，饮食无味，面黄，日哺烦热，小水淋沥，以十全大补汤去桂、附，加车前子、地骨皮、鹿角胶，大获全效。

一妇人带下，四肢无力。盖四肢者，土也。此脾胃虚弱、湿痰下注，以补中益气汤兼归脾汤二药治之愈。

一妇人年逾六旬，内热口干，劳则头晕，吐痰带下。或用化痰行气，前症益甚，饮食愈少，肢体或麻。恪服祛风化痰，肢体常麻，手足或冷或热，日渐消削。此症属脾气虚弱而不能生肺，祛风之剂复损诸经也，当滋化源，以补中益气汤加白茯苓、半夏、炮干姜。

如圣丹

白矾　蛇床子各等分

上为末，醋糊为丸，如弹子大，胭脂为衣，薄棉裹，留绵线二尺许系药丸深入玉户中，定坐半日，热极再换。大抵此疾多因子宫不洁，服药难于取效。

一治妇人带下，肠有败脓，淋露不已，腥秽殊甚，遂至脐腹更增冷痛。此盖为败脓所致，卒无已期，须以排脓乃已。

白芷一两　单叶红葵根二两　芍药白者　白矾各五钱，枯，另研

除为末，同以蜡丸，梧子大，空心饭前米饮下十丸或十五丸，候脓尽仍别他药补之。

五积散方见中寒　补中益气汤方见内伤　十全大补汤方见补益　归脾汤方见妇人虚劳

妇人虚劳总论

妇人体属于阴，质秉柔弱，本不耐于劳苦，设使劳役不谨，思虑过度，以致脾气受伤，遂失健运之常，形体消瘦，饮食少进，津液无由资生，即经水渐至断绝。若不滋补脾胃，以资生化之源，恐经涸血枯，不可救药矣。又有室女结想在心，未能遂欲，抑郁日久，渐至肌肉消瘦，经水滞塞，发焦筋痿，不可言状。此等虚劳尤为难治，或有误为血热者，投以清凉之剂，以为热退而血行矣，不知血得热则行、冷则凝，未有热而仍滞者也。且心生血，脾统之，若用芩连等药，愈伤脾气，以致泄泻，鲜有不獘①者，可不慎欤？

___

① 獘：通"弊"。

206

内补当归丸

当归　续断　白芷　阿胶　蒲黄炒　厚朴　茯苓　苁蓉　萸肉各一两　川芎　熟地各一两五钱　甘草　干姜各五钱　制附子三钱

炼蜜为丸，空心服八十丸，酒送下。

茯苓补心汤

当归酒洗　川芎　白芍酒炒　怀熟地黄　陈皮　半夏汤泡，切片，姜汁炒　白茯苓去皮　桔梗去芦　枳壳去穰，麸炒　前胡去芦，各一钱　干葛　紫苏各七分　人参　木香各五分　甘草三分

上剉，一剂，生姜、枣子煎服。

一论妇人诸虚百损，五劳七伤，经脉不调，肢体羸瘦。此药专调经水、滋血脉、补虚劳、扶元气、健脾胃、养心肺、润咽喉、清头目、定心慌、安神魂、退潮热、除骨蒸、止喘嗽、化痰涎、收盗汗、住泄泻、开郁气、利胸隔、疗腹痛、解烦渴、散寒热、祛体疼，大有奇效，不能尽述。

养阴至宝丹

当归酒洗　白术去芦，炒，各八分　白芍酒炒　白茯苓去皮，各八分　生知母去毛　贝母去心　香附童便炒　地骨皮　麦门冬去心　陈皮各八分　薄荷　柴胡　甘草各三分

上剉，一剂，煨生姜三片，水煎温服。

一论妇人脾经失血，少寐，发热盗汗；或思虑伤脾，

不能摄血，以致妄行；或健忘怔冲，惊悸不宁；或心脾伤痛，嗜卧少食；或忧思伤脾，血虚发热；或肢体作痛，大便不调；或经候不准，晡热内热；或瘰疬流注，不能消散溃敛。宜用：

归脾汤

黄芪蜜水炒　人参　白术去芦，炒　白茯苓去皮木　当归酒洗　远志甘草水泡，去心　酸枣仁炒　龙眼肉各一钱　木香　甘草炙，各五分

上剉，一剂，姜枣煎服。

加味归脾汤

治瘀血已去，或脾经失血，小腹作痛，无寐，发热盗汗；或脾伤不能摄血；或心脾伤痛，嗜卧少食；或忧思伤脾，血虚发热；或肢体肿疼，大便不调，经候不准，晡热内热等症。依前方加柴胡、栀子是也。

一论妇人血虚劳倦，五心烦热，肢体疼痛，头目昏沉，心忪腮赤，口燥咽干，发热盗汗；或食嗜卧，及血热相搏，月水不调，脐腹胀痛，寒热如疟。又治室女血弱阴虚，荣卫不和，痰涎潮热，肢体羸瘦，以致骨蒸劳热。

逍遥散

当归　白芍酒炒　白术去芦，炒　白茯苓去皮　柴胡　甘草炙，各一钱

上剉，煨姜一块，入薄荷少许，水煎温服。

加牡丹皮、山栀仁炒，名加味逍遥散。

一妇人发热齿痛，日晡益甚，月水不调，此脾经血虚，加升麻。寻愈后，因怒复痛，仍以前药加川芎而瘥。

一论妇人虚劳血气，脾胃虚损之极，发热痰嗽，喘急之甚，相火妄动，肌肉消削，四肢沉困，夜出盗汗，精神短少，或大便稀溏，或腹中积块，面黄肌瘦，百药罔效。宜用：

五仙汤

嫩黄芪蜜水炒　拣参去芦　白术去芦,炒　当归吐洗,各二钱　甘草炙,一钱

上剉，一剂，龙眼五个，莲肉七枚。

有热加地骨皮、知母。

嗽加五味子、桑白皮。

痰加贝母、半夏。

渴加五味子、麦门冬。

吐血加生地黄、犀角、玄参、茅根汁。

血虚加熟地黄、白芍药。

一论妇人血气两虚，五心虚热，或白带频频注下。先贤有云，妇人性悍，必多媱火，且少有不如意处，心中燥急，咸池之火上燔，五心如烈炭是也。宜用：

十珍饮字

怀山药一钱半　杜仲盐炒,一钱半　人参一钱　白术去芦,一钱　怀生地黄一钱半　白茯苓去皮木,七分　当归一钱

川芎七分　白芍酒炒，一钱　甘草三分

上枣二枚，灯芯①七茎，水煎，空心服。

一治肝胆经症②，寒热往来，哺热潮热身热，或怒火口苦，耳聋咳嗽，发热，或胁痛肱满，转侧不便，两胁痞闷，或泻痢，或呕吐酸水。宜用：

小柴胡汤

柴胡二钱　黄芩一钱半　人参七分　半夏一钱　甘草五分

上剉，一剂，姜枣煎服。

加味小柴胡汤

治肝胆经风热，耳前后肿痛，或结核焮痛，或寒热哺热，或经候不调等症。即小柴胡汤加栀子、牡丹皮。

一论肾虚发热，作渴唾痰，小便淋沥，头晕眼花，咽嗓唇裂，齿不坚固，腰腿酸软，自汗盗汗，便血诸血，失瘖水泛。宜用：

六味丸

怀生地自制，八两，用酒蒸至黑　山茱萸酒蒸，去核　干山药各四两　牡丹皮　白茯苓去皮　泽泻各三两

上为末，炼蜜为丸，如梧子大，每服三钱，空心白滚水下。

---

① 芯：原作"心"，径改。

② 症：丙申石印本作"证"。

一论妇人经水不调或不通，虚劳，吐血，衄血，咳血，便血，发热咳嗽，盗汗，痰喘心慌。一切虚损劳怯、骨蒸危急等症，并皆治之，此方作汤服亦可。

滋阴地黄丸

怀熟地黄姜汁浸，焙干，四两　怀山药二两　山茱萸酒蒸，去核，二两　白茯苓去皮　牡丹皮　泽泻去毛，各一两半　天门冬去心　麦冬去心　生地黄酒洗　知母去毛，酒炒　贝母去心　当归酒洗　白芍酒炒　香附米童便浸，炒，各二两

上为细末，炼蜜为丸，梧子大，每服百丸，空心盐汤送下。痰唾，淡姜汤送下。

一论妇女五劳七情所伤，骨蒸，五心烦热，心虚怕惊，经水或前或后或淡白或紫色，时常注带下；或因烦劳恼气恼怒，产后失调，致赤白带渗，及身体上下疼痛，午后神疲，腰腿酸倦，或心嘈又时饱闷，及梦寐不清，或冲任二脉结，癥瘕隐隐。久服大有功效。

白凤丹

真正白丝毛乌骨雄鸡一双，先以黄芪末一两、当归末一两、甘草五钱，三味和米粉七合，匀作七分，调成小块饲鸡，食之约有六七日，吊死，不出血，去毛肠不用。

当归身酒洗，三两　川芎二两　白芍酒炒，三两　怀生地黄酒洗，五两　天门冬去心，一两　人参一两　丹参水洗净，二两　山药三两　山茱萸酒蒸，去核，三两　小茴酒炒，一两

211

怀牛膝去芦，酒洗，二两　　木瓜一两半　　鹿角霜四两　　知母去毛，酒炒，三两　　秦艽去芦，二两　　银柴胡二两　　胡黄连一两鳖甲醋炙，一两　　生甘草一两　　麦门冬去心，二两

　　上制如法剉匀，将鸡切作小块，俱盛于磁坛内，用水二分、好酒二分、米醋二分，坛口用柿漆纸封固，置大锅内，桑柴火煮三昼夜，取出，日晒夜烘，一干，又入汁拌，又晒又烘，以汁尽为度，为极细末，炼蜜和杵千余下，丸如梧子大，每服百丸，空心淡盐汤送下。

　　一妇人为哀痛过度，吐血咳嗽，发热盗汗，经水不行，此悲伤脾。以补中益气汤加桔梗、贝母、知母，夕服归脾汤送下六味丸。

　　一妇人患劳嗽，不时发热，或时寒热，或用清热之剂，其热益甚，盗汗口干，两足如炙，遍身皆热，昏愦如醉，良久热止方醒，或晡热至旦方止，此阴血虚而阳气弱也。朝用六味丸料，夕用十全大补汤，月余诸症稍愈，更兼以补中益气汤，两月余而愈。

求嗣总论

　　易曰，天地纲缊，万物化醇，男女媾精，万物化生。夫所谓纲缊者，寒暑无失其时，雨旸无失其序，是以阴阳合而天道成也，唯人道亦然。统论之，则男女各有阴阳；分论之，则女为阴而男为阳。所谓独阴不成，孤阳

不生，理固然①也。然尝见有妻妾环闺，终身乏嗣者，则又何也？亦养之不得其道耳。盖女人以血为主，女不受胎，血衰故也。衰则或伤于寒热，或蔽于七情，气凝血滞，荣卫不和，是以经水先后不一，多寡不均，谓之阴失其道，何以能受？男子以气为主，男不种，胎气虚故也。虚则原于嗜欲过度，伤损五脏，五脏皆有精而藏于肾，精既弱，譬之射者力微，安能中的？谓之阳②失其道，何以能施？究斯二者，固容有先天禀受之不齐，要亦由平昔调养之未至。所谓调养者，女人调其经，经调则血旺；男人养其精，精养则气充，气充血旺，未有交媾而不胎者也。故世之求嗣者，诚能培植元气、保养天和，更资药力以佐之，将人定亦可胜天矣，岂可诿之于命耶？贻法具在，请试验之。

调经种玉汤

当归身酒洗，四钱　川芎四钱　白芍酒炒，三钱　熟地黄酒蒸，六钱　白茯苓去皮，三钱　陈皮三钱　香附米炒，六钱　吴茱萸炒，四钱　玄胡索三钱　牡丹皮三钱

若先期三五日，色紫者，血虚有热也。加条芩三钱。

若过期，经水色淡者，血虚有寒也。加桂干姜炒、艾叶醋炒，各二钱。

上剉，作四剂，每一剂用生姜三片、水一碗半，煎

---

① 然：原作"至"，据丙申石印本改。
② 阳：原作"汤"，据丙申石印本改。

至一碗，空心温服，渣再煎，临卧服，待经至之日起，一日服一剂，药尽经止，则当交媾即成孕矣。若未成孕，经当对期，俟经来再服四剂，必孕无疑矣，百发百中。

一论此方常服，顺气养血，调经脉，益子宫，疗腹痛，除带下，种子。屡效，不可尽述。

种子济阴丹

香附米四两，一两醋浸，一两酒浸，一两米泔浸，一两童便浸，各浸三日，焙干为末　益母草二两，以[①]上二味忌铁器　艾叶醋浸，炒，一两　真阿胶蛤粉炒成珠，二两　当归酒洗，一两五钱　川芎一两　白芍盐酒炒，一两三钱　怀熟地黄姜汁炒，二两　陈皮去白，一两　半夏汤泡，姜汁浸，香油炒，一两　白茯苓去皮，二两　白术去芦，土炒，一两半　条芩炒，一两牡丹皮酒洗，一两　吴茱萸汤泡，五钱　玄胡索四钱　小茴香盐酒炒，五钱　没药五钱　川续断酒洗，一两　麦冬去心，一两　甘草三钱

上为细末，酒糊为丸，梧子大，每服百丸，空心米汤送下，温酒滚水俱可。气虚加人参一两。一方加山药、石枣各一两。

一论孕育子嗣全在调经理脾，血气充旺，调其经，去其妒忌，再服孕方，自然有子。

调经育子汤

当归酒洗，一钱　川芎七分　白芍酒炒，一钱　熟地黄姜

汁炒，七分　陈皮八分　白术去芦，一钱　香附酒炒，一钱
砂仁三分　丹参五分　条芩酒炒，一钱　甘草炙，四两

水煎，空心服。

先期者，热。加黄连姜汁炒七分，倍黄芩。

后期者，血虚。加黄芪蜜炙一钱，倍芎归。

腹痛有块。加玄胡索炒、牡丹皮各一钱。

发热加软柴胡、地骨皮。

赤白带下，加柴胡、升麻俱酒炒，各七分、半夏姜汁炒、
白茯苓、苍术米泔炒、黄柏、知母俱酒炒、干姜炮，升阳
除湿也。

肥盛者，痰脂满子宫。加南星、半夏、苍术、茯苓。

瘦怯者，血少不能摄精。倍芎归。

经血过多。加炮姜五分、荆芥穗炒，八分、地榆九分。

经闭不通。加桃仁、红花、苏木。

气盛善恼。加乌药、陈皮、香附、柴胡。

一治妇人阴血不足，久无子者，能使胎孕。

六味地黄丸方见虚劳　依本方全料加童便炒香附二两
炼蜜为丸服。

一治妇人无子仙方。

乌凤丸

香附米一斤，四制，酒醋、童便、米泔各浸四两，炒干　白
茯苓去皮，四两　当归二两　川芎一两　白芍一两　陈皮去
白，一两半　山药一两　白术去芦，陈土炒，一两　小茴香二
两　吴茱萸五钱，水浸，去苦汁　莲肉去心皮，二两　酸枣仁

215

一两　大附子一个，看虚实用　黄芪蜜炙，五钱　阿胶蛤粉炒，五钱　黄柏一两　知母一两　怀生地黄酒拌，砂锅内蒸黑，四两

上用雄乌骨鸡一只，吊死，去毛，屎净，蒸熟，连骨捣烂，同前为末，炼蜜为丸，每服二钱，临经之日每天三服，至半月见效，服恐生双胎。

补天育嗣丹大方伯王如水传

嫩鹿茸酥炙，二两　虎胫骨酥炙，二两　败龟板酥炙，二两　补骨脂盐炒，二两　怀生地黄去轻浮者不用，沉实者八两，好黄酒浸一宿①，入砂锅内蒸一日，极黑　山茱萸酒蒸②，去核，四两　怀山药四两　牡丹皮去骨，四两　白茯苓去皮，切片，乳汁浸，晒干，再浸再晒，三次，三两　泽泻去毛，二两　天门冬去心皮，二两　甘枸杞子四两　当归身酒洗，四两

上忌铁器，为细末用。

紫河车一具，此乃混沌皮也，又名混元衣，取首男胎者佳，先用米泔水洗净此乃初结之真气也，再入长流水浸一刻，以取生气，取回入碗内，放砂锅内蒸一日，极烂如糊，取出，先倾自然汁在药末内，略和匀，此乃天元正气汁也，将河车放石臼内杵如泥，却将药末汁同杵匀，为丸，如干加些炼蜜，丸如梧子大，每服三钱，空心温酒送下，忌三白。此全天元真气，以人补人，玄

———

① 宿：丙申石印本作"日"。

② 蒸：丙申石印本下有"透"。

妙不可言也。

续嗣壮元丹种子天下第一方

嫩鹿节酥炙，一两　真沉香一两　肉苁蓉酒洗，去甲，一两　天门冬去心，一两　麦门冬去心，一两　拣参一两　熟地黄酒蒸，一两　巴戟去心，一两　山药四两　甘枸杞子一两　柏子仁去壳①，四两　白茯苓去皮，一两　辽五味一两　山茱萸酒蒸，去核，四两　当归酒洗，一两　川杜仲酒炒，一两　牛膝去芦，酒洗，一两　菟丝酒洗，令净酒炆干捣饼晒干为末，一两　小茴香盐炒，一两　鳖甲炙酥②，一两　破故纸炒，一两　何首乌米泔浸，一两　石菖蒲去毛，一两　朱砂五钱

上为细末，酒打面糊丸，梧子大，每服四十丸，空心温盐汤下，忌烧酒、胡椒、干姜、煎炒之物。专治虚损，阳事不举，少弱多情瘤冷，心肾不交，难成子嗣，遗精白浊，五劳七伤，一切亏损之疾。无不应验，临卧再进一服。

鲁府遇仙传种子药酒方

白茯苓去皮，净一斤　大红枣煮去皮核，净半斤　胡桃肉去粗皮，泡，净六两　白蜂蜜六斤，入锅熬滚，入前三味搅匀，再用微火熬滚，倾入磁坛内，又加南烧酒二十斤、糯米白酒十斤，共入蜜坛内　黄芪蜜炙　人参　白术去芦　当归　川芎　白芍炒　生地黄　熟地黄　小茴　甘枸杞子　覆盆子　陈皮　沉

---

① 壳：原作"谷"，据丙申石印本改。

② 炙酥：丙申石印本作"酥炙"。

香　木香　官桂　砂仁　甘草各五钱　乳香　没药　辽五味子各三钱

上为细末，共入蜜坛内，和匀，笋叶封口，面外固，入锅内，大柴火煮二炷香，取出，埋于土中三日，去火毒，每日早午晚三时，男女各饮数杯，勿令大醉。安魂定魄，改易容颜，添髓驻精，补虚益气，滋阴降火，保元调经，壮筋骨，润肌肤，发白再黑，齿落更生，目视有光，心力无倦，行步如飞，寒暑不侵，能除百病，交媾而后生子也。神秘不可传与非人，宝之秘之。

一治妇人子宫虚冷，带下白淫，面色痿黄，四肢酸痛，倦怠无力，饮食减少，经脉不调，血无颜色，肚腹时痛，久无子息。服药更宜戒气恼怒、忌生冷，其效如神。

艾附暖宫丸

香附米六两，酸煮　艾叶三两　当归酒浸，三两　川芎二两　怀生地酒蒸黑，一两　白芍酒炒，二两　黄芪蜜炒，二两　川续断一两半　吴茱萸三两　官桂五钱

上为细末，醋糊为丸，梧子大，每五十丸，空心淡醋汤下。

一论妇科症变多端之不外气血调和二字为主脑，此治妇①人气盛血变生诸症，所以无子，寻常头晕、隔满、怔忡皆当服。

---

①　科症变……此治妇：癸未本无此二十字，据丙申石印本补。

218

抑气散

香附米童便浸，四两　　白茯苓去皮木，一两半　　陈皮去白，二两　　甘草炙，一两

上为末，每服二钱，空心滚水调下。

一论妇人妒妾误夫无子。盖正士入朝，小人忌之；美色入室，少妇妒之。咸宜此可免妒忌之病也。

去妒丸

天门冬去皮心　　赤黍米去壳，微炒　　薏苡仁去壳炒，各四两

上为末，炼蜜为丸，每服百丸，食远白汤送下。妇人常服则不妒也。

妇科[①]逍遥散治妇人血虚，五心烦恼，肢节疼痛，头目昏晕，心忡腮赤，口燥咽干，发热盗汗，食少嗜卧，及血热相传，月水不调，脐腹作疼，寒热加疟；室女血弱，荣卫不调，痰盛潮热，肌体消瘦，渐成骨蒸。

当归　　白芍　　茯苓　　白术　　柴胡各一钱　　香附八分　　丹皮七分　　甘草六分　　薄荷　　黄芩有热各加五分　　白芍二两，酒炒　　白茯苓二两　　秦艽二两　　真阿胶二两，砂仁末炒　　抚芎八钱　　川牛膝二两，盐水炒　　川续断二两五钱

上为极细末，石斛汁调成丸，桐子大，每服三四钱，空心白汤送下，久之即愈。

妇人科方能除胎前逆产、难产，并产后瘀血、凝滞。

---

① 妇科：癸未本作"妇科症治妇科"，据丙申石印本改。

胎前用：

当归一两　川芎五钱　益母草三钱

水二钟，煎八分，入童便一小盅，调服此药。孕妇觉澈之时，肚腹坠疼，照方服之。千万孕妇不可上盆，忍痛为要，或在地下走更妙，不然椅杌上仰坐亦可。俟胞浆将破之时，上盆即生，其药保胎而下，神难尽述。

妇人行经之期小腹作痛及腰俱疼并血攻心疼痛神效方

吴茱萸　川芎　陈皮　肉桂各七分　厚朴　半夏　桃仁　槟榔　赤茯苓各八分　当归　香附各一钱　甘草五分

姜三片，水酒各半盏，煎八分，不拘时服，一剂见效。

妇科活血散

治妇经血不调及经闭不通等症。

乳香一钱　没药一钱　归尾一两　红花五钱　血竭二钱　儿茶二钱　雄黄五钱　朱砂二钱　冰片一分　麝香一分

上药共为末，烧酒送下一二钱，其血活矣。

月信不调方

用阿胶炒松研末，每服二钱，酒送下。经闭不通用鼠粪烧灰，热酒送服，一钱即通。

妇科经期久闭方

二蚕沙一两

炒黄色，入好酒一斤，煮沸，澄清，去炒，每日温服一盏，即通。

通经方

红花一钱　桃仁二钱，去皮尖　当归二钱　紫厚朴姜汁炒黑色，二钱

水煎，加酒二分，空心温服，服后饮酒一杯，效。

治妇人干血劳方

鳖甲一个，陈醋一壶，炙干为度　牛虻一两，炙黄　干漆一两五钱，炒黄

共研细末。每服一钱，黄酒下。通，神效。

血癥瘕痞方

不拘红白苋菜或野苋菜俱可，用取十斤，洗去泥，不必去根，以河水煎汤两大碗，将活甲鱼一个重十二三两者，以苋菜汤囫囵连骨煮烂如膏，去渣，将甲鱼膏薄摊候干，研末，听用。以麻油八两熬至滴水成珠，下甲鱼粉四两，如甲鱼粉不足，以铅粉添配，搅匀成膏，收之。用狗皮或青布褙纸一层，量块大小摊贴，七日痞消，甚者两次，永不再发，已经屡试屡验。

血崩不止方

臭椿树根上白皮　莲房　丝绵　麻布　贯众　五味子各等分

火烧即闷息存性，研末，蜜调服，三钱即止。

治血山崩方

当归一两　荆芥一两
酒水各一钟①，煎服，立止。

血崩不止方

蜜炙黄芪一两　全当归二钱　炮姜五分　白术二钱　香
附一钱五分　酒炒白芍一钱五分　升麻五分
红枣一枚，水二碗，煎八分服。

治妇人赤白带下并男子下寒白浊妙方

陈皮　冬瓜子仁各五钱
焙炒，同研成细末，每服三钱，黄酒调下。

秘传带下方

治妇人一切带下，此诚妇人之大病也，人多视以为
常，久之不止，浸成虚弱，若不早治，则大患至矣。

女子赤白带下崩漏等症方

白扁豆花焙末，空心，炒米饮，入少盐，下，二钱
效。

茨实粉二两　白茯苓二两　赤石脂一两　牡蛎一两，醋
煅　禹余根一两，煅　石灰自风化者
上为末，白粘米糊为粥，和丸桐子大，空心米汤下

---

① 钟：原作"中"，据文义改，下同。

五十丸，加至六七十丸，冬月酒下。或先上好米醋一碗，和前药晒干，再和粥为丸，更妙。

评曰，妇人带下虽弗疾痛，亦至损人，是一蛊病症也，可不慎哉？久之渐成虚甚，则黄瘦而成怯症者多多矣。此方见效验后宜多服，大健脾为妙。

妇人赤白带下即月事不通。

不论老少孕妇悉可服，马齿苋捣汁三大合，和鸡子白二枚，温令热，乃下苋汁，微温顿饮之。

又赤白带下，韭菜捣汁，和童便露一夜，空心服，效。

妇人阴虱方

阴虱又名八脚虫也。因肝肾二经浊气而成，生此不为清洁①，用银杏散津调涂之，内服六味地黄丸，每斤加炒黄柏一两、芦荟五钱，以清水化源，愈后不复发。

银杏无忧散

麝香、水银、轻粉、杏仁良、雄黄、狼毒并芦荟，一搽何须不笑颜？

水银铅制　杏仁去皮，捣膏　轻粉　雄黄　狼毒　芦荟各一钱　麝香八分

除水银杏仁膏，余药共研，筛细末，入上味，再研，自先用土菖蒲煎水洗之，用针挑去虱孔，随用津唾调搽，

---

① 洁：原作"吉"，据文义改。

使药气入内，不复生矣。切忌牛、羊、犬、鳖肉勿食。

妇人破血紫金丹

专治胎前产后，食积瘀血，一切危难之症，一服即愈。

千金子去油，一钱　川芎一钱　京三棱五钱　蓬莪术五钱　乌梅肉一钱　山血余一钱五分，即茜草根　苦葶苈一钱五分　没药一钱五分　乳香一钱　归身五钱　藿香叶一钱　牛膝一两　麝香一分　蝉蜕一钱

共咀片，桃、柳、槐、枣、桑五样嫩枝各三十寸共煎，熬汁一碗，将前药浸透，以水干为度，晒干为细末，枣肉为丸，如麻子大，每服十九丸，瘦人减之，壮人加之，服单不服双。红花一钱煎汤，如发热加童便些须；如恶寒入淡酒些须；如寒热并作，便酒俱加。临服时用细瓷瓦末七分或五分，同丸一齐送下，行三四次，打下恶血物、积食，死血如铁坚硬。亦不可用补，自止。如心神恍惚不安，加飞金朱砂为衣，再加瓷瓦，面只用白净磁片，不可用有花有字杂色者，切记。

妇科赤白带下方

蛇床子一两　枯矾一两　白茯苓一两　石灰四两

共为细末，米糊为丸，桐子大，每服三钱，白滚水送下。

又方　用活蚌蛤一个，剖开，陈醋一日浸，后煎服，立效。

妇科妇人阴吹方

阴吹者，前阴泄气。《金匮》云，乃气下泄所致。用猪板油八两，乱发鸡子大三团，以肥皂水洗净，同熬发镕，分两次服，病从小便出，此治阳明、少阴之方也。并治男女劳、黄疸。

妇人阴痒生疮方

用芝麻嚼烂，敷之即效。

妇人保胎丸松林禅师传方

白茯苓二两　于白术米泔浸，去皮芦，土拌炒干，一两　条芩酒炒，一两　香附一两，炒　元胡研，醋拌炒，一两　红花隔纸烘燥，一两　益母草净叶，一两　没药去油，三钱

共为细末，炼蜜丸桐子大，每日空心白水吞服七丸，不可多服，若孕妇胎不安者日可再服，每则照常矣。

胎前胎动经验方

丝瓜二个，煎水，食即愈。如无丝瓜，用丝瓜络或藤亦效。

胎前妊娠下血方

凡孕妇起居不慎，以致冲任奇经脉络损伤，别无病状者，此方神效。用生鹿角屑、当归各五钱，水煎服，其血自止。

又方　鲜葡萄一两，煎汤饮即下。如无葡萄，其藤

叶俱可。

胎前秘传小产保胎神效奇方

如向在三月内小产者，服至六月、七月；可止向在五七个月小产者，服至八九月可止。

杜仲一斤，切片，用盐水浸七日，其水每日一换，铜锅缓火，砂断丝研极细末。另用黑枣一斤，以陈黄酒二斤，煮极化，去皮核，和杜仲末，杵为丸，如桐子大，每日早起用淡盐汤送下三钱。此方百试百效，切勿妄行增减。

妇人胎动不安，下血不止，命在旦夕，用黄蜡一块，加鸡子，煎五七滚，好酒半斤，乘热服之，立效。

妇人怀孕痢疾方

条黄芩　生白芍各二钱五分　生甘草一钱五分　肉桂三分

水二钟，煎服。

妊娠误有失坠，胎动不安，用砂仁、紫苏、艾叶，酒煎，不拘时服。

兔脑丸一名催生丹

麝香三钱　母丁香二钱　广木香二钱　乳香　没药各一钱

共为末，须要腊八日兔脑，捣和成丸，如芡实大，每服一丸，温酒下，催生神效。

妇人回生至宝丹

当归一两　川芎一两　熟地一两　乌药一两　玄胡索一两　桃仁一两，去皮尖，研　白茯苓一两，去皮　苍术一两，泔浸，炒　香附米一两　蒲黄一两　牛膝一两，去芦　白芍五钱，酒炒　甘草五钱，去皮　陈皮五钱　木香五钱　三棱五钱，醋煮透　五灵脂五钱，去沙土　羌活五钱，蜜炙　地榆五钱，洗净　人参五钱，去芦　山茱萸五钱，酒蒸，去核　没药一两　白术泔浸，去土，五钱　青皮　木瓜五钱　良姜四钱　乳香滴成乳头而明，一钱为细末，用后大黄膏为丸　川大黄一斤，绵纹者为佳，研细末　苏木三两，敲碎，用河水五碗煎三碗，去渣存汁，听用　头红花五钱，炒黄色，入好酒一大壶隔汤煮三柱香，去渣存汁，听用　黑豆三升，淘净，六碗，水煮汁三碗，去皮不用，为细末

合药，先将大黄末用好醋三四碗搅匀，以文武火熬成膏，如此二遍，次下红花酒[1]、黑豆汁、苏木汁，搅开大黄膏，入锅内，又缓成膏，取出。如有粘锅底者，刮起，焙干为末，和入前药末内。以上修制完备，以膏和丸，如弹子大，每服二丸，黄酒顿化，通口腹。

一催生用一丸，研茶盏内，加葱白三茎、好酒二杯，重顿热，去葱，搅匀，热服，立刻产下，母子保全。

一产儿骨痛，恶露不尽。用一丸兼汤作汁，入沙糖，服之立效。

---

① 酒：丙申石印本无。

一产后头疼，身热有汗，谓之伤风。加桂皮三分，葱酒顿化服。

一产后头疼，身热无汗，谓之伤寒。加麻黄末二分，葱酒顿化服。

一产无乳。加天花粉末、归身、穿山甲、炙黄芪各三分，共末，同入酒内，顿化服，乳通为效。

一因病子死腹中。即以车前子煎酒，化服三丸，即下。

一因产后面黄舌干，鼻中流血，遍身色点成班①。酒化服。

一产后血晕，眼昏言乱。用芍药、干菊各三分，煎汤化服三丸。

一产时横逆难生，并胎衣不下。以酒化服三丸，立下。

一产后寒热似疟而非疟。以酒化服，立愈。

一产后四肢浮肿，乃血肿非水肿也。先用此丹败血，后用此利水药方可。

一产后失音。用干菊三分、桔梗二分，煎汤化服。

一产后泄痢，因未满月，误食酸冷、坚硬物所致。用橘红汤化服。

一产后崩中，恶露不止，形如肝色，浑身潮热，背膊拘急。用酒化服。

一产后胸隔气满，呕逆不安。用乌药汤化服三丸。

---

① 班：通"斑"。

228

一产后败血，热极冲心，如见鬼神，言出颠倒。急以灯草水化服。

一妇人经水不调，室女血瘕经闭。葱酒化服一丸。

此不过略举数端，其产后一切异症，书所未载，医所未经，俱服此药，无不立愈，一丸未应，再进二三丸，必有奇效，珍之秘之。凡服此丹催生，须当正产之后。如临月忽然腹痛，或作或止三五日，并非正产，幸勿早服。

治妇人五七日不产，垂危者，服之立生，并治女骨闭不开。

龟壳一个，自死者佳，如无，以废壳代之，酥炙黄色　归尾一两，酒浸洗　乱发一握，烧灰存性，取生过男女妇人者佳　川芎一两，雀脑者佳

上为粗末，若粉子样，每服三钱，用水一钟，煎八分，温服。如人行五里之时，胎即产矣。若是死胎亦下矣。

保产无尤神验方

川芎一钱五分　当归一钱五分，酒洗　菟丝子一钱四分白芍药一钱四分，冬月止用一钱，炒　荆芥穗八分　黄芪八分厚朴七分，姜炒　川贝母一钱，去心　蕲艾七分　枳壳六分，麸炒　川羌活五分　甘草五分

上十二味，加姜三片，水二钟，煎八分，空心服。

此方名为保产无忧，不论孕母虚实，总于临月先服一剂，及胎气向下将产一二日前再服一剂，自然临产安

229

易，子母安全保无他患。更有妙用，或怀孕之日，胎气不安，服之即可安胎。或产后血晕无乳，服之亦能奏效。或小产之后，产母不宁，服之可保无恙。至若难产之症，种种可危，甚至五六日不下者，一服即生，其功甚速，不可名言。世人有未知此方者，目为催生之方，故不敢轻试，他家刊施者亦未详其说，不知此方安胎易产无所不宜，经验既多不惮详言刊施，愿人共信仙方，永消产中苦厄，真人世间一大功德也。

又难产日久气乏。用小豆一升、水九升，煮取汁，入煮过好黄明胶一两同煎，少时一服五合，不过三四服即产。

又胞衣不下。赤小豆二七枚，东流水吞下。

又乳汁不通。赤小豆煮汁饮。

又吹乳。赤小豆酒研，温服，以滓敷之。

又妇人乳肿。小豆、莽草等分为末，苦酒和，敷佳。

又欲产后行乳。即以赤小豆煮粥，食之极效。

又产后尿闭。用橘红一两，为末，空心温酒下二钱，一服即通。

又产后吹乳。陈皮一两、甘草一钱，水煎服，即散。

又乳痈未成者即散，已成者即溃，痛不可忍者即不疼，神验。用真橘红晒，面炒微黄，为末，每服二钱，麝香调酒下，初发者一服见效。

又或横生难产。用重阳日取高粱根。名爪龙，阴干烧存性，研末，酒服二钱，即下，神效。

又难产。用杏仁一枚，去皮，一边书"日"字，一边书"月"字，用蜂蜜黏住外用，熬蜜为丸，滚白水或酒吞下即产。

又催生。用莲花一叶，书"人"字，吞之即易产。

又产后血闷攻心，欲死，难产，胎衣不下。用慈茹捣汁一升，服效。

下乳天浆散

川芎　当归　白芍　熟地　茯苓　天花粉　甘草王不留行炒　麦门冬　漏芦　穿山甲炒　通草各一钱

用健猪前蹄一只，煮蹄烂，取汁二碗，同前药煎至碗半，二次顿热食，连服之。以热木梳梳其乳方，其汁如泉涌而来矣，真妙方也。

通乳涌泉散

穿山甲四两，炒　王不留行四两，炒　木通五钱　白芷五钱　升麻五钱　川芎二两，炒　皂角一两，炒，去皮　花粉一两　炙草五钱

共为细末，每服五钱，用猪前蹄一个，水酒煎汤。如不吃肉，黄酒送下。

产后血晕迷绝

半夏末冷水和丸，如豆大，纳入鼻中，即愈。

一妇产伤尿脬，茶水入口即尿。用大鲤鱼一尾，止取鱼鳞，用油煮令酥脆，加以盐、醋、姜料，拌鳞蒸食，立效。

又产后虚汗。用马齿苋研汁三合服。如无即以干者，

煮汁立愈。

治大小便不通及妇人胎衣不下方

皮硝五钱

大便闭，用蜜三钱和匀，隔汤顿化服；小便闭，用麦秆草煎汤调化服。

治乳疮肿疼。芝麻炒焦，研末，灯窝油调涂，效。

产后方

益母草三钱　红花三钱　归尾三钱　元胡索三钱

煮东酒半斤，煎一钟服。此药产后过三四个时辰，吃过米汤，精神安定，然后照方煎服，恶路俱下，百病不出，真神方也。

又产后方　因怒哭伤肝，呕青绿水。用韭叶一斤，取汁，入姜汁少许，和饮愈。

又产后血晕。韭菜切碎，安瓶中，沃以热醋，令气入鼻中即省。

附产后浮肿方

羌活　防风各一两

煎汤薰下体即消。

妇人产门虫疸痛痒不可忍方

杏仁去皮，烧存性，杆烂绵裹，纳入孔。

产后胎衣久不下方

将产妇头发吊起，以发稍探入喉中，一呕即下。

产后下乳方

燉猪蹄加木通，连汤食即，胎衣不下只用三钱，或童便，或老酒，顿热和化服。

乳疮方千金鹿角散

治妇人乳头生疮，汁出疼痛，欲死不可忍者。生鹿角三分　生甘草一分

共研细末，用鸡黄一枚，入药搅匀，置铜器中炙温敷之，每日二次，即愈，神验。

产后乳汁不下方

贝母　知母　牡蛎粉各等分
为末，猪蹄汤调服二钱。

产后血块疼似疟方

川芎二钱　香附二钱　当归尾二钱　莪术一钱　苏木一钱　玄胡一钱　三棱一钱　红花二钱

益母草一两，熬水一碗，入煎药，加酒一钟，煎至八分，加童便一杯，空心服，立效。

下死胎方

用麻雀蛋打破，倾新砖上，阴干，研末，每二三分酒下，不多时，其胎即下。

产后风颠面如蓝色去衣露体眼见神鬼方

用蚂蚁窝一两，名曰万军巢，揉碎，用生米一撮，

与蚁巢同炒，米沸时下水二碗，煎至半碗，饮之立效。

治产瘫法

六十日内者可治。

大红野蔷薇花子一两，酒煎服，初起者一服即愈；如日久连手不能举，以蔷薇四两、当归二两、红花一两，浸黄酒五斤，最凶者两料全愈，每日酒随量饮。

治妇人乳疮方

鹿角之散独称雄，消乳青干建大功，每服三钱酒调下，能教消肿水无踪。

治乳痈新起，结肿疼痛，增寒发热，但未成，俱效。

鹿角尖三寸，炭火煅存性，稍红，碾末，每服二钱，食后热酒一茶盅①调服，甚者再一服，必消。

吹乳肿疼仙方

用紫槿皮烧存性，研末，每服一钱，温酒调服。

产后流尿方

山药四钱　白术七钱　荑肉三钱　丹皮四钱　炙草三钱
共为细末，炼蜜和丸，如绿豆大，每服二钱，白滚水送下。

断乳方

当归尾　赤芍　红花　牛膝等分

---

① 盅：原作"中"，据文义改。

水煎温服，其乳不降而为经脉矣。

附胎前预服良方已传服试验甚多多矣

炙黄芪三钱　制白术三钱　白茯苓一钱　西砂仁一钱　炙甘草八分　菟丝饼二钱　覆盆子二钱　破故纸二钱　广陈皮六分

上方用煨姜一片，水煎服。体虚者加人参一钱，阳虚者加附子一钱，血虚者加归地各二钱，火旺者照前方去砂仁，加黄芩一钱。

此方必宜多服，自受孕以后即服，是药不可歇手，俾元气足则胎自固，而无堕胎之患；内气充则产自易，而无产难之厄，且临产不受亏，产后必无病。然又胎元足，儿体坚无恙。此为培母之后天，即所以毓儿之先天，上乘法也。凡孕妇有病，必当及时治之，务令其病尽愈，元气康复，饮食加健，方无后患，切不可遗其病于产后，治之更难，甚且不救，慎之慎之！

小儿症治

凡看小儿病症，须要详看虎口，叉手处是也。三关在第二指仄①。看三节：第一节风关，第二节气关，第三节命关。

---

① 第二指仄：食指掌侧。

脉指歌

小儿食指辨三关，男左女右一般看，皆知初气中风候，未是命门易亦难，要知虎口气纹脉，倒指看纹分五色，红黄安乐五脏和，红紫依稀有损益，紫青伤食气虚烦，青黑之时证候逆寒，忽然纯黑在其间，好手医人心胆至，若也直上到风关，粒米短长分两端，如鎗冲射惊风难，分作枝义有数般，弓反里顺外为逆，顺逆交连病已难，义头长短尤可救，如此医人仔细看，初看掌心中有热，便知身体热相从，肚热足冷伤积定，脚热额热是感风，额热脚冷惊所得，疮疹发来耳后红，孩儿无事忽大叫，大叫气促长声慌，误食热毒闷心窍，急须吐下却和脾，若将惊药真堪笑，痢疾努气眉头皱，不努不皱肠有风，冷热不调分赤白，脱肛因毒热相攻，十二种痢何为恶，禁口刮肠大不同，孩儿有病不可下，不热自汗兼自泻，神因囟陷四肢冷，干呕气虚神却怕，吐虫面白毛焦穗，疳气潮热食不化，鼻塞咳嗽及虚痰，脉细肠鸣烦燥诧，方将有积与疏通，下了之时必生诧，孩儿实热下无辜，面赤睛红气壮强，脉大弦洪肚上热，胙腮喉痛尿如汤，屎硬腹胀胁肋，四肢浮肿夜啼长，遍体生疮肚隐痛，下之必愈是为良。

小儿脉理

小儿一岁，变蒸已足，方有脉自寸口而生，予见小儿初生未满月，手掌高骨之际亦有脉息，吸吸而动。脉者，气血之波澜，既生乃成，人必有气血，焉得无脉？只不比大人，察其端的之意议也。

小儿脉歌

小儿有病须凭脉，一指三关定息数。迟冷数热古今传，浮风沉积当先识，左手人迎主外证，右手气口主内疾，外候风寒暑湿浸，内候乳食痰积致，洪紧无汗是伤寒，浮缓伤风有汗液，浮洪多是风热盛，沉细元困乳食积，沉紧腹中痛不休，弦紧喉间作气急，紧促之时疹痘生，紧数之际惊风至，虚软慢惊作瘈疭，紧实风痫发搐搦，软而细者为疳虫，牢而实者因便闭，脉芤大小便中血，虚濡有气兼惊悸，滑主露湿冷所伤，弦急客忤君须记，大小不匀为恶候，二至为脱三至卒，五至为虚四至损，六至平和曰无疾，七至八至病尤轻，九至十至病势急，十一二至死无疑，此诀万中无一失。

小儿科

加味肥儿丸专治小儿脾胃失调，欲成疳疾。此药理脾养胃，化虫消积，清热止泻，令人肥健，每两一钱。

八珍糕

此糕调养脾胃，补益元气，不寒不热、平补温和之药，男妇小儿皆可服之。

小儿脐风方

杏仁去皮尖，研，敷脐最妙

小儿惊风方

生半夏一钱　皂角五分

为末，吹少许入鼻即甦。

治小儿耳后生疮肾疳

地骨皮一味，拣粗壮，热汤洗之；细者，香油调搽妙。

治小儿遗尿

用小豆叶捣汁频服，效。

治小儿疳瘦久服消食和气长肌肉方

陈橘皮一两　黄连一两五钱，米泔水浸一日，研末　入麝香三分

猪胆盛药浆水煮熟，取出，川粟米饭和丸，绿豆大，每服一二十丸，米饮下。

秘传牛黄抱龙丸

治小儿急慢惊风、五痫，大人中风、中痰、尸厥、痰厥等症。

天竺黄八钱　川连五钱，姜炒　琥珀三钱　沉香三钱　薄荷五钱　胆星六钱　麝香一钱　僵蚕七钱　茯神六钱　全蝎酒浸，炙　橘红五钱　片脑一钱　牛黄一钱五分　辰砂四钱，漂，一半入丸，一半为衣

钩藤煎汁，入蜜和丸，如弹子大，金箔为衣。急惊，薄荷汤送下；慢惊，人参汤送下；别症均用姜汤下。

238

小儿健脾退疳消积丸

茯苓一两　　淮山药一两　　茨实一两　　麦芽一两　　山楂一两　　白扁豆一两　　薏仁一两　　莲子一两　　陈皮三两　　白术一两　　乌豆一两　　陈米粉二两　　甘草一两　　神曲五钱　　黑枣一斤　　使君子十个　　白糖一斤

共为细末，炼蜜丸如三钱一个，每服一丸，或作果子吃，白汤送下，大人亦可常服。

消风散

治风湿浸淫血脉，致生疮疥，搔痒不绝；大人小儿风热瘾疹，遍身血片，班点乍有乍无，治之立效。

当归　生地　防风　蝉蜕　知母　苦参　胡麻　荆芥　苍术　牛蒡子　石膏各一钱　甘草　木通各五分

水二钟，煎八分，渣煎六分，食远服，愈。

撮口禁风方

面黄赤、气喘急、啼声不出，由胎气夹热，流毒心脾，令舌强、唇青、口发噤。

僵蚕五分

蜜调，入口甚效。

小儿胎癣　系头上生疮，名此，桑蛀肖[1]烧，加青粉上，即效。

---

① 桑蛀肖：疑作“桑螵蛸”。

小儿惊啼方

僵蚕末一钱　朱砂末一钱
蜜调，吃服。

小儿口疮吹药方

雄黄三分　儿茶二钱　冰片五厘　黑枣三个，烧灰
共研为末，吹之立效。
灸小儿口疮牙疳，神效，比十指头两角如前灸，即
愈，咽喉下灸一炷，更妙。
小儿四六风灸法　看肚下①小腹起青筋至脐下者，
先以艾灸筋头尽处矣，三炷香，再灸两手腕突。

小儿惊风奇方

用后悬蹄一只，焙干为②，朱砂等分，乳汁调灌下，
立时见效。

小儿痞疾疳块方

牛黄二分　琥珀二分，火上炙三次，入醋浸三次　黄腊四
分　朱砂四分　共为末，黄腊溶化和丸，绿豆大，每服七
丸，白水下，止用三服，立愈，不可多服。

小儿疸不起发方

珍珠每岁一分，火煅研末　全蝎一个　朱砂　蝉蜕　僵

---

① 下：原作"不"，据丙申石印本改。
② 为：疑下有"末"。

240

蚕　飞金以上俱照全蝎分量重

共为末，蜜水调服，被裹，大人抱怀中，待大便下黄末子，及是去其毒也，再抱一会，候汗出，自然红活起发，此仙方[①]也。

小儿四六日风症方

钩藤　白术　陈皮　茯苓各二分　生甘草一钱

有痰加牛胆南星、薄荷，煎汤服，效。

保幼化风丹

治小儿惊风痰症，乃两手伸缩、十指闭合、势如相扑、头偏不正、身仰面后、臂若开弓、目直睛露等症。此丹悉能治之。

天南星　半夏　白附子　川乌各一两　川郁金五钱

共为末，于腊月初八日装入黄牛胆内，百日阴干，取出研细末，每两入雄黄、辰砂、硼砂、磁砂各一钱，冰片、麝香少许，共研末，炼蜜和丸，如菀豆大，每服一丸，灯草、薄荷煎汤化下，愈。

小儿痢疾不止方

土木龟半个　母丁香四个　麝香五厘

共为末，如芡实大，纳脐内，外以膏药贴之，效。

---

① 方：丙申石印本作"丹"。

初生胎毒方

凡小儿落地时，烧橄榄核一枚，存性，研末，朱砂五分，和匀，

嚼生芝麻一口，浸吐和药，绢包如枣核大，安小儿口中，待咂一时许，方可与乳。此药能下肠胃秽毒，令儿少疾及出痘稀少也。

初生无皮方

小儿初生，周身赤肉无皮，因母怀胎十月，楼居不受地气之故也。将儿安于泥地上卧一宿，即长皮矣。

又方　以白米粉干扑之，候生皮乃止。

月内胎惊方

取鼠卵两枚，拌以朱砂，悬挂阴干，研末，用开水调送二三匙，其搐立瘥，能乳。

小儿疳疾方

用羊胆一枚，蜜糖调匀，饭面蒸熟，与小儿食之，数日一服，全愈。

断乳奇方法

山栀一个　辰砂　麝香　雄黄　雌黄各二分　轻粉一分

共研末，待儿睡熟，用麻油调，搽两眉毛上，即不思乳。此名画眉膏，乃小儿断乳之奇法也。择伏断日。

242

小儿语迟方

孙真人云，凡小儿四五岁，只会叫人，不能言语者。以赤小豆研末，酒调于舌下，二三次即能说话。

疳积生虫方

雷丸一钱　槟榔一钱　黑丑头末半钱　五谷虫一个，瓦上焙　使君肉五个，切片焙

共为末，每服三分，以鸡蛋一枚打破空头，纳药于内，外以纸封固，饭锅上蒸熟，令儿食之，药完病愈。

稀痘良法方

以冬至时辰，在于屋内出入行走之地，掘一坑，约深尺半，将鸡蛋十五个埋于坑中，两头各用砖一块，以厚竹片排铺于砖上，用席片盖子，仍将泥填好以便行走。至立春时刻取起，每日以绿豆一撮煮鸡蛋一枚，令儿食之，不可间断，若依法服三次，则终身不出痘，稀痘方多，惟有此应。

小儿哮喘方

用酸味草取汁，茶匙调入口内，即止。

治痘疹黑陷

用沉香、乳香、檀香不拘多少，放火盆内焚之，抱儿于烟上熏之即起。

治痘疹方

凡痘倒厌黑色，唇白冰冷。用狗蝇七枚，擂碎，和醋酒少许，调服，移时红润如旧。冬月蝇藏拘耳中。

又痘后余毒方

痘后余毒上攻，眼成内障。用蛇蜕一具，洗净焙干，再用天花粉等分，为细末，以羊肝破开，入药末在内，麻皮缚定，用泔水煮熟，切食之，即愈。

卧胞生治法

娄东王荆石相国始生冷无气，母惊谓已死，有邻媪徐氏者，谛视良久，笑谓曰："此俗名卧胞生，吾能治之使活，当大贵但不免多病累阿母耳。"趣使治之其法，用左手掬儿右手，捆其背百余，逾时嚏下而醒。六岁中痘后终无恙。

盘肠生产子肠不收者方

半夏末频嗅鼻中则止。

瘾疹风疮方

僵蚕酒服一钱，立好

痘疹黑陷不起，发四皮四绝

用穿山甲五片，米泔水洗净，炒黄研末，入麝香一钱五分

每服三五分，木香磨汤下。

幼儿痰喘不乳母梦观音授方

胡桃仁去皮，连衣捣烂，加冰糖、麦芽煎服，其喘立止，痰亦消。

小儿阴茎及囊受之俱肿，如水泡。用盐汤温洗之，或用鸭血涂之，或以鸭口开含片时，自愈。

心腹诸症总论

心腹痛有寒有热，有郁气，有食积，有死血，有中恶，有阴毒。小儿多虫痛，须分别治之。但真心痛邪中心君，手足青至节即死。惟邪客于心胞络胃脘之间、当心之分，非真心痛，为可治也。

心痛方

丹溪曰，心痛即胃脘痛，须分新旧之殊，若明知身受寒气、口食寒物而病，于初得时当用温散温利之剂。若病稍久而成郁，郁则蒸热，热久必生火，若行温剂，宁毋助火添病乎？用山栀子大者七枚或九枚，炒焦黄，水一盏，煎七分，入生姜汁二三匙，令辣热，饮之立止。此病虽日数多，不食不死，若痛方止，便与物食，病安之后，又纵恣口腹，病再发难治。

又方 滴乳香、雄黄各二钱五分、砂糖三钱，好酒调下，愈。

又蚶子壳煅七次，米醋淬，研末，发时指甲挑置舌

245

上，酒下，效。

又白木香、盐冰、荔枝核烧灰各一钱，共为末，酒下，效。

又胡椒七粒，绿豆九粒，研，烧酒下，不止，再服即止。亦治腹痛吐泻。

胃脘疼痛方

良姜酒洗七次，焙研　香油醋洗七次，焙研

因寒，得良姜加倍；因怒，得香附加一倍；寒怒兼得，各等分，清米饮、姜汁、盐少许，服之。

又方　雄黄末一钱、乌梅肉三钱，为丸青豆大，俟胃口疼时，酒服二丸，重者三丸。

又方　乌梅一个、黑枣二个、杏仁七粒、乳香、没药各五分　为丸，男酒女醋下。

心气痛方

生芝麻半升，候疼时，不必看，随手取来，不拘多少，放铜锅内炒黑，为末，好酒送下，一服除根。

又方　不论远年近日，山羊粪七粒、油头发一团，烧灰，好酒服，永不再发。

冷心痛气方

良姜　甘草　乌药　官桂　香附　芍药煨　木香各等分，入盐少许，水煎温服。

热心气痛方

锅脐煤用热童便调服三钱，即愈。

蛔厥心痛方

乌梅二个，川椒十四粒，煎汤服，即愈。

真心疼方

白杨花煎服又名天蜈蚣，北京甚多。

急心疼方

陈皮　香附　吴茱萸　良姜　石菖蒲

冬①等分，水一碗，煎七分，碗内先滴香附三五点，小盏盖之，将药热服，即愈。

九种心疼方

千年石灰研，端阳正午时，独蒜捣丸，如桐子大，每服十三丸，烧酒下，辰砂为衣。

恶心吐水方

积聚气滞是有虫。

干漆四两，慢火煅，烟尽醋糊丸，绿豆大，食后酒醋，热下三十五丸。但疼极如咬，时吐清水，面清白，少光彩，为虫头上攻；痛时如有物咀，硬累累不得下，为胃脘停食；痛时嘈杂不宁，如饥如饱，快快欲吐，吐

———————————

① 冬：疑作"各"。

即稍宽，为痰饮停积；痛时隐隐，闷结胸，臆相引，得暖觉宽，为尤郁所致；痛时欲近暖处，饮热酒即解，为寒客心胞络；痛时自上而下，自闻唧唧有声，搔抓无措，眠坐不稳，心下如刮，上连胸臆，乃积血不消，为火所载，不可认以为虫而投以虫剂也。

平昔喜饮热物，致死血留于胃口作痛者，脉沉而艽涩。轻者，韭汁、桔梗开之；重者，桃仁承气汤下之。

血气功心痛不可忍方

水蓼根细剉，酒服之。

酸气攻心上如浓酣味方

茱萸一合，水三盏，煎七分，顿服。近有人心如蜇破，服此二十年不发矣，屡用有效。

积年心痛不可忍方

浓煮小蒜头，食饱勿著盐，不拘十年五年，随手见效。

卒心急痛昏仆牙关紧闭欲绝方

老葱白五茎，去皮须，捣膏，以匙送入喉中，灌入麻油四两，但得下咽即醒，少顷，虫积皆化黄水而下，永不再发，屡试有效。

心痛中恶方或连腰脐。

烧荔枝核存性，为末，酒下，效。

248

虫攻心腹方

石灰二三钱，和鸡蛋煎饼，食前服之，少顷，虫从大便出。

虫咬心如刺，口吐清水。生艾汁隔宿勿食，先食香味之物少许，咀嚼勿吞下，令虫闻香，然后饮艾汁，虫自出。或以熟艾一升，水三升，煎半升服。亦治鬼击、卒死、中恶、腹痛，效。

又方　酸石榴东行根，煎水服，治一切诸虫。

痹急痛方

胸脾痛如锥刺，不得俯仰，白汗出或彻背上，不治死。用生韭或根五斤，洗，捣汁服之。

腹痛脐下忽大痛，人中黑色者多死。腹痛皆由寒，《素问》：惟大便闭一种属热。且多恐为阴症，急以理中汤，巴豆三粒、红枣一枚，捣烂，裹缚脐上，立止。

心腹痛烦满胸胁欲断方

此病因肝邪作痛，故连胸胁，以金剋木故也。用古铜钱七文或九文，甚至二十四文，煮汤饮即愈。

一切男妇心腹痛不可忍方

葱头去根，取二斤炒热，布裹作二包，脐上熨之，如冷则易次包。如无葱则韭菜或食盐俱可，加醋少许同炒更好。

心漏方

胸前有孔，常流血水，谓之心漏。此疾医书少载。

附子泡，去皮脐　盐花　鹿茸去毛，酥炙微黄

三味等分，为末，枣子为丸，每服三十丸，空心酒下。此方又能治腰痛。

心气怔忡而自汗者。

人参　当归身各五钱

猪腰子一枚，以腰子用水二碗煎至一碗半，将腰子细切，入二味同煎至八分，吃腰子，以药汁送下，吃不尽腰子连药渣和焙干，细末，山药糊为丸，桐子大，每三十丸，米汤下，不过一二服即愈。

七情交感丹

治一切公私拂情，名利失志，抑郁烦恼，七情所伤，不思饮食，面黄形赢，胸膈痞闷疼痛。

南香附一斤，长流水浸三日，砂锅炒干，为末　白茯苓去皮净末，四两

炼蜜为丸，如弹子大，清晨细嚼一丸，白汤下，陈皮汤亦可。

胃气方因食生冷心脾疼方

陈茱萸五六十粒，水一大盏，煎汁去滓，入平胃散三钱，再煎，热服。

卒急心痛方

海上方诀云：一个乌梅两个枣，七个杏仁一处捣，

男酒女醋送下去，不害心疼直到老。

胃气偏方

橘红一斤，甘草、盐花各四两，水五碗，慢火煮干，焙研为末，白汤点服，治一切痰疾亦验。

治脾气不和方

因冷气壅遏不通，胀满。用橘皮四两、白术二两，为末，酒和丸，梧子大，食前木香汤下三十丸，日三服，效。

治九种心胃气疼三厘药神效妙方

红花一两　枳壳一两　五灵脂一两　广木香三钱　丁香三钱　胡粉团实，三钱　巴豆霜三钱，去油，净　明雄黄三钱

上为细末，瓷瓶收贮，勿令泄气，封固，用时只用三厘含口内，自己津液咽下，顷刻见效，忌茶水半日。初合此药须迟数日方用，恐药性太猛也，千万勿许多用，每服三厘。

治脾腹肚疼痛方

瓜篓一个　山楂三钱　甘草三钱
水二钟，煎一钟，温服，愈。

治五胕气胀气肿方

用莱菔子研，煎汤浸砂仁一两，经浸一昼夜，炒干，共炒七次，为末，每服一钱，米汤下。

治疝气方

柴胡　香附　官桂　益智　当归　玄胡　川楝子
白芍　泽泻　茯苓　甘草

各等分，水煎服。

痢症诸方总论

古之滞下即今之痢症也，滞者积滞之谓也，积滞之
久而欲下，故谓之滞下。滞下之病，乃大小肠之气欲下
而脾胃之气尚留滞于中，故痢症之病常下数日脓血而粪
不见者，则其脾胃之气不行，可知用通利之剂，粪见则
困逼自止者，脾胃之气行通于大小肠也。痢者利也，利
于下也，故痢者积病也。饮食寒热、七情六欲之过，浸
渍于中，脏腑血气之偏，积滞于内，或感岁时疫气之邪，
或起居有违之过，触之而始作，故有外感内伤寒热虚实
之异，初作头痛发热、四肢疼痛，为外感，宜微表之；
口渴腹痛为内伤，宜下之。手足热、能食，为实；手足
冷、不能食，为虚。古人以行气和血为主，须知和气即
是行血，行血即是去积，积尽则痢自止。故用寒凉之药
者，正治也；有用辛热之药者，从治也。初患三五日之
内，不拘赤白，皆宜行气顺利之剂，不可即用收涩之药
而遽止之也。病久乃用补涩，然凡下痢必须节饮食，一
切油腻肉面痛绝之，服药乃验。若宿滞未净，又增新积，
肠胃何由而清，渐至恶心不食，变成禁口，多致不救，

252

非塞不死，痢疾之谓也。

又论

王节斋曰，痢是湿、热、食积三者别。赤、白、青、黄、黑五色以属五脏，白者，湿热伤气分；赤者，湿热伤血分；赤白相杂，气血俱伤。黄色稠浊者，食积治法，泻肠胃之湿热，开郁结之气，消化积滞，三因通用，其初则下之，下后未愈，随症调之。痢稍久者不可下，胃虚故也。痢多属热，亦有虚与寒者，宜温。老年及虚弱，不宜下。

主方

黄连炒，一钱五①　黄芩炒，二钱半　白芍二钱　木香枳壳炒，各一钱五分　槟榔五分　甘草炙，三分

腹痛加当归一钱半、宿砂一钱、木香、芍药各五分。

后重、小便涩，加滑石炒，一钱半、枳壳、槟榔、芍药生用　黄芩条实者，各五分。

白痢加白术、白茯苓炒、滑石、陈皮各一钱。初欲下之，再加大黄各五钱，兼食积者，加山楂、枳实各一钱。

红痢加当归、川芎、桃仁各一钱五分，初欲下之，再加大黄五钱。

红白相杂加当归、川芎、桃仁各一钱五分以理血；加滑石、陈皮、苍术各一钱五分以理气；有食积亦加山楂、枳实。

---

① 疑脱"分"。

253

白痢久，胃弱气虚，或下后未愈，减芩连、芍药各七分；加白术一钱五分、黄芪、陈皮、茯苓各一钱、宿砂、炙干姜各五分；去槟榔、枳壳。

红痢久，胃弱血虚，或下后未愈，减芩连各五分；加当归、川芎、熟地黄、阿胶、陈皮各一钱、白术一钱五分。

色赤黑相杂，此湿胜也。小便赤色短少，加木通、泽泻、茯苓各一钱、炒山栀子五分，以分利之。

血痢加当归、川芎、生地黄、桃仁炒、槐花各一钱，久不愈，减芩连各七分；去槟榔、枳壳，再加阿胶炒、扁柏叶各一钱半、炒黑干姜一钱、白术一钱半、陈皮一钱。

痢已久而后重不愈，此大肠坠下，去槟榔、枳壳，用黄芩加升麻一钱，以升提之。

呕吐食不得下，加软石膏一钱半、陈皮一钱、山栀仁炒，五分，入生姜汁缓呷之，以泻胃口之热。

有一种气血虚而痢者，四物汤方见瘟疫门加人参、白术、陈皮、黄连、黄芩、阿胶之类补之，痢自止；气下陷，加升麻。

有一种寒痢，黄连、木香酒炒，芍药、当归炒，干姜、宿砂、肉桂、厚朴之类温之。

患痢误服湿热止涩之药，虽则稍久亦宜用前法以下之，下后方调之。

患痢便用前法下之而未愈，又用前调理法治之而久不愈，此属虚寒而滑脱，可于前虚补寒温二条择用，更加龙骨、赤石脂、罂粟壳、乌梅肉等收涩之药。

治痢初起。水红花近水边者，取花叶炒末，每服三

254

钱。红痢蜜汤下，白痢砂糖下，红白痢糖蜜汤下，三服即止。

又方　三月三荠菜花，连根挂风处阴干，用时瓦上焙干成灰，沙糖汤调服。

又方　立夏前将荸荠晒干，烧酒浸服四枚即愈。

不拘久近赤白，陈细茶三钱，连皮生姜切片三钱，水钟半，煎八分，食远服。

噤口痢，男妇汤饮不下者。乌梅一斤，敲碎置盆中，将十余碗水煎滚泡热，令病人坐盆上，待热气冲上肛门，温即洗，其人亦睡去，即扶上床，煎粥汤候之，如思饮食，即与粥汤半碗，少顷与稀粥半碗，不宜多，若小儿照方减半可也。

又黄连三钱，人参一钱五分，水一钟，煎七分，温服，药入口即甦。

又乌梅二个，夹住蜗牛一条，绳扎住，安口中，化水滴下，愈。

又木鳖子研和面，作饼贴脐中亦妙。

又萝卜捣汁一小盏、蜜一盏、水一盏，同煎，早一服，午一服，日晚以萝卜子滤汁服。

一方加枯矾七分，同煎。

又方　鸡内金焙研，乳汁服之亦妙。即鸡肫内皮治小儿泻痢神效

又金鲤鱼一尾，重一二斤，治净，用酱葱入胡椒末三四钱，煮熟，置病人前嗅之，欲食随意。

五倍子、车前子、细茶各二钱，煎服亦效。

又老莲子为末，陈米汤调服三钱；或秤锤烧红，好醋浇之，令病人吸其烟，气亦开。

又方　诸药不效者，粪缸内蛆不拘多少，洗净，瓦上焙干为末，每服一二匙，米饮①调下，便能思食，大有奇功，名曰水仙子是也。

又方　糯谷一升，炒出白花，去壳，用姜汁拌湿，再炒为末，每服一匙，汤下，三服即止。

痢及泻血。芫荽子一合，炒，捣末，每服二钱，赤痢沙糖水下，白痢姜汤下，泻血白汤下，日二服。

一方　用芫荽入猪肠内煮烂，寒者用茱萸亦好。

酒痢便血腹痛，或如鱼脑五色者。干丝瓜一枚，连皮烧研，空心酒服，二钱。

一方　煨食之亦妙。

热痢有血，后重，腹痛难忍。大黄、黄芩各二两，滑石水飞、黑牵牛另磨，取头次末各四两，上为末，米糊丸桐子大，每食后白汤服七八十丸。

下痢纯血。黑炮姜一味，每服米饮调下二钱。

久而不愈。真阿胶蛤粉炒珠、川黄连酒洗、当归酒洗，各一两，乌梅肉焙燥、干姜炒黑，各五钱，上为末，将阿胶化和面糊，丸如桐子大，空心清酒下百丸。

痢疾。白糖、茶叶、莲子、生姜、苏叶各三钱、乌梅二个，水煎好，赤痢露一宿服，白痢竟煎服。

泄痢三四月者，苦瓜篓一个，带子连穰火煅存性，

_____

① 米饮：丙申石印本后有"汤"。

为末，作一服，好酒送下。

久痢。海蜇温水洗净，切丝，米醋拌萝卜丝，食数次。白痢加生姜去其滞，同海蜇从大便而出。

远年痢。上好豆酒暖热一二钟，每钟内入姜汁一二匙，不宜多服，数十次自愈。

哺退鸡子壳，毛坑上挂燥，研极细末，将一分百滚汤送下，即愈。

臭椿树皮一两五钱，雨前茶一钱五分，扁柏叶二钱五分，枣头、乌梅各二枚，好酒、白水各一碗煎，须缓服，恐泛。

治大肠虚冷，脱肛不收。蜗牛一两，烧灰，猪脂调和敷之，立缩大效。

又五倍子末三钱　入白矾末一块，水一碗，煎汤洗之，立效。

益元散治一切诸痢。

滑石六两　为末，水飞，甘草一两　为末，和匀。如红痢加红面二两，白痢加炒干姜一两，每服三钱，冷水下，小儿一钱半。此方宜制以施人，治诸泻痢俱有效，暑月尤佳，且价廉而药亦易得之。

姜茶汤

老生姜五片，细茶叶三钱，用新水煎服，治痢疾腹痛，不问远近、赤白、冷热。盖姜能助阳，茶能助阴，二者皆能消散调平脏腑之邪气、解暑毒酒食之积故也。

一方　用盐酒炒陈皮，取其行散之义。

疫痢。一人有病，他人即传染之是也。苍术一两，水三钟，煎至二钟，去苍术，入防风、白术、白芍药、羌活、人中黄各一钱，煎至一钟，温服。

又方　黄花地丁捣取自然汁一酒盏，加蜂蜜少许，服之神效。

又方　白扁豆白花作馄饨食。

又或下赤白痢五日。午时取完好荸荠，洗净拭干，勿损破，放瓶内，入好烧酒浸之，黄泥蜜封，勿泄气，遇有患者，取二枚空心细嚼，原酒送下。

治痢疾方

甘草三钱　山楂三钱　罂粟花七个　灯草七寸　胶枣七个

红白蜜煎水兑服，红白相兼者宜；红痢用红蜜煎汤兑服；白痢用白蜜煎汤冲服。

又治痢方

罂粟花五枚　乌梅七枚　莲子七枚　红枣五枚　红糖二文钱

共煎服。

治赤白痢远年近日秘传方

锦纹大黄一斤，咀片　生韭菜一斤　用甑笼蒸之，一层大黄片，一层韭菜，铺匀蒸之令透，晒干，必要九次。槟榔八两　白芍八两　赤芍八两　白茯苓八两　赤茯苓八两木香四两　乳香　没药各去油，三两

258

上共为极细末，水调如芥子大，每服三钱，白汤送下白痢，姜汤送红痢。

神效散治赤白痢疾，不过三服，立效。

当归　大黄　雄黄　牛膝　木通　海金砂各五分

研细末，卧服一钱，加白及五分，酒下。面五钱，具①母二钱，末卜何用附录。

七粒丸治痢疾神效方

白丁香四十九粒，即麻雀粪　巴豆四十九粒，去油　胡椒四十九粒　乳香　没药各二钱

上为细末，大米饭丸如绿豆大，每服七丸，小儿三丸，白者姜汤下，赤者蜜汤下，空心一服即除根，忌生冷发物，半月即愈。

又京传七粒丸

生半夏九十六枚，拣肥大色白者佳　巴豆九十六枚，去皮油，要仁白　杏仁九十六枚，要大者，去皮尖　黑豆九十六枚，要圆大，去皮尖

上四味，共捣烂，半夏面陈米饭糊丸，为粟米大，朱砂为衣，每服七丸，小儿三丸，看病虚弱，此丸立效，至速修合。此药要吉日虔诚，或午月五日、七月七日、九月九日俱可，六月六日为妙。

---

① 　具：疑作"贝"。

259

仙传痢疾妙方

槐花蕊二介，炒微黑　大黄八两，陈醋煮微黑，晒干热乌梅四两，连核打碎

三味共研细末，每服空心白汤送下二三分。小儿递减。

又方　白痢，白萝卜、白蜜同煮，服食效；红痢，红萝卜、红蜜同煮，服食效。

治痢疾效方

川黄连、黄芩、白芷、山楂各一钱，枳壳、厚朴、槟榔、青皮各八分，当归、甘草各五分，木香二分，白痢加陈皮二分，木香一分。

红痢加地榆五分、桃仁一钱，或用五焙子阴十阳九，焙干，炼蜜为丸，如桐子大，白汤送下三十丸，立效。

治痢疾奇妙三方 并论非其人莫与传，福建卢巡抚大人方。

论曰，滞下之症，古人疗治，皆曰热则清之，寒则温之，初热甚则下之，或表症则汗之，小便涩赤则分利之，举世信从，若规矩准绳之不可易。殊不知五者之中惟清热一法为最当，其法则犯四大忌，必不可乱用。余于此究心二十余年，百试百验，信之既真，然后敢破诸家之迷障而立此确论之奇方也。

一曰忌温补。痢之为病，由温热积胶滞于肠胃中而患之也。清邪热、导滞气、行瘀。则其病立除若辙。以参术温补则热愈炽、气愈滞，而更凝结，转使正气虚、邪气盛，为不治矣。此初投补剂之祸，不可不知。

二曰忌大下。痢因邪热胶滞肠胃，用药磨汤疏通自愈，若以承气大下之，则徒伤胃气，壮者庶几，而弱者殆矣。譬如欲清壅塞之渠而奔溃太甚，必骤然不可去，但援涤荡动之则渐就清理而通达也。

三曰忌发汗。痢有头疼目眩身作寒热者，乃邪热熏蒸，自内达外，虽有表症实非外感，若误发汗则正气耗而邪气愈肆，邪气布内，与[①]表虚于外，鲜有不弊者乎。

四曰忌痢须忌治小便，夫利小便者治水泄之良法也，以之治痢则乖谬也矣。邪热蕴蓄，故小便艰涩而赤，若利其小便，不免津液枯耗，及至伤胃涩滞益甚，缠绵不起，岂知清热导滞而小便自清，安用分利为哉？痢疾不纳食，或汤药入口即吐者，俗名禁口，乃邪气盛于胃也。用第一方煎好分数缓缓呷之，尽一二剂，毒散胃开则饮食渐进，不必更用他药。

第一方

不论红白，作气热脓血、腹痛、里急后重，其效如神。

川黄连去芦，生用　条实黄芩生用　大白芍生用　山楂肉各一钱二分　陈枳壳去瓤[②]，面炒　厚朴去皮，姜汁拌炒　坚槟榔　青皮各八分　当归　地榆各五钱　红花三分酒洗　桃仁去皮，研成泥，一钱

---

① 与：原作"于"，据文义改。
② 瓤：原作"飘"，今据文义改。

上用水五茶盅，煎至一茶盅，入南木香末三分，食后温服，渣再煎，水三杯煎一杯服。如滞涩甚者，加酒炒大黄二三钱，服二三剂，仍痢之，单白者，去地榆、桃仁，加橘红四分，木香末二分，此方用之于十日内，其效响应，若半月以往则当加减，须用后方。

第二方

川连酒炒六分，生用四分　条芩酒炒六分，生用四分　大白芍酒炒六分，生用四分　山楂肉一钱　厚朴姜汁炒　橘红　槟榔各四分　已草炙三分，生二分　当归三分　地榆四分　桃仁泥六分　红花酒洗，六分

水如前，入木香末二分服。若延至月余，觉脾胃虚而滑者，须用后方。

第三方

黄芩　白芍酒炒，各六分　橘红　厚朴各三分　地榆醋炒，四分　红花酒洗，二分　人参　白术　当归　炙甘草各五分

水煎如前，入木香末二分，以上三方，取效最奇。惟妇人有胎者，去桃仁、红花、槟榔。凡痢用此之治法，无不随手而起，其有不应者，非初病投之参、术等补味太早，邪气遏抑在内，缠绵既久，正气虚而邪气盛，欲补而涩之，恐助邪，欲清而疏之，则愈滑，遂至束手也。

痢疾偏方

白术　陈皮　白茯苓各一钱　枳实　山楂　神曲　麦

262

芽各七分　　槟榔　苍术各七分　　生甘草三分

姜三片，红枣二枚，水煎温服。

痢症后服方

白术一钱　　陈皮五分　　茯苓八分　　莲肉一钱　　山药八分
泽泻五分　　升麻八分　　苍术八分　　砂仁三分　　白芍三分　　黄
芩五分　　黑栀五分

如白痢，淡汤下；红痢，生甘草汤下；噤口痢，砂
仁莲肉汤下；水泻，猪苓泽泻泽汤下。

食蟹过多患痢方

用新采藕节研细，热酒调服，三四次即愈。

治痢疾危甚方香参丸专治痢疾，百发百中，神效之药也。

木香四两　　苦参六两，酒炒

共为细末，用生甘草一斤熬膏为丸，如桐子大，每
服三钱。

疟疾诸症总论

王节斋曰，疟是风暑之邪，有一日一发，有二日一
发，有三日一发，有间一日连发二日，有日与夜各发，
有有汗，有无汗，有上半日发，有下半日发，有发于夜
者。治法：邪从外入，宜发散之，然以扶持胃气为本，

又须分别阳分阴分而用药。邪疟及新发热者可散可截，虚疟及久者宜补气血。若服过①截药致伤脾胃，则必延绵不休矣。

主方

柴胡　白术　苍术米泔浸，各一钱，以上三味疟疾必用之药　陈皮七分　甘草炙，五分　干葛一钱二分

一日一发及午前发者，邪在阳分。加枯黄芩、茯苓、半夏各一钱。

热甚头痛。再加川芎、软石膏各一钱。

口渴。加石膏、知母、麦门冬各一钱。

间日或三日发，午后或夜发者，邪在阴分。加当归、川芎酒炒、芍药、熟地黄炒、知母各一钱、酒洗红花、酒炒黄柏各四分，提起阳分可截之。

间一日连发二日，或日夜各发者，气血俱病。加人参、黄芪、白茯苓各一钱、以补气，川芎、当归、白芍药、熟地黄各一钱，以补血。

阳疟多汗，黄芪、人参、白术以敛之；无汗，柴胡、苍术、白术、黄芩、干葛以发之。

阴疟多汗，当归、白芍药、熟地黄、黄芪、黄柏以敛之；无汗，柴胡、苍术、大川芎、红花、升麻以发之。故曰，有汗者要无汗，正气为主；无汗者要有汗，散邪为主。

———————————

① 服过：丙申石印本作"过服"。

264

病人胃气弱，饮食少，或服截药伤脾胃而少食者。加人参一钱五分、酒炒芍药、大麦芽各一钱。

厌食痞闷，或有食积者，加神曲、麦芽、枳实炒，各二钱、黄连炒，五分。痰盛加姜制半夏、南星、枳实炒，各一钱、黄芩、黄连各六分。若欲截之加槟榔、黄芩、青皮、常山各一钱、乌梅肉三个。

日久虚疟，寒热不多，或无寒而但微热者，邪气已无。只用四君子合四物汤方见瘟疫诸症 加柴胡、黄芪、黄芩、陈皮以滋补气血。

止疟不拘间日或日日发，虚疟汗多者。柴胡、知母、当归各一钱，桂枝六分，防风四两，黄芪二钱，何首乌、青皮各八分，穿山甲土炒，八分，水二碗，煎一碗，露一宿，面北方温服。

又方 陈皮、泽泻各八分，当归、柴胡各一钱二分，制半夏、茯苓、黄芩各一钱，甘草七分，人参八分，谅虚实增减，用水煎服。

又法 贝母、生半夏为末，端午日午时合一处，疟未发将发之际，一饭前将末一钱生姜汁调服，立止。

又法 独头蒜十二个，煨熟，桃仁一百个去皮尖，双仁者 捣烂，加入上好黄丹，再捣匀，丸如黄豆大，每服三丸，当发日早晨温酒一杯，面东吞下。

又方 白糖四两，调化烧酒内温服，饮至微醺自止。

又新洁泉水煎至百沸，一碗约至半碗，发疟时，寒过热来，坐起椅上，去被增衣，不时热服少许，助汗，多发一两个时辰，觉腹中寒冷，气尽舒畅即止。

265

陈月坡治疟方

陈皮　制半夏　当归各一钱　柴胡　黄芩　泽泻　茯苓各八分　甘草炙　生麻　干葛各五分

生姜二片，枣头一个，桃头五个，水二碗，煎热服，忌生冷鱼面。据月坡云，方有百种，惟此稳当无误，须服二十剂，服五六剂后，得加人参更易愈也。

截疟方

巴霜　官桂　白矾　青黛　硫磺　雄黄各五钱　附子一个　朱砂二钱五分　白芷二钱　麝香五分

共为末，端午日午时取五姓粽子尖捣匀，丸桐子大，诸疟可截，须于未发前五更时用丝绵裹一丸塞鼻内，男左女右，约度寻常发过一时许方可去药，治疫疟尤效。

又何首乌忌铁为末，酒调下三钱，临发先服，或煎汤服亦止疟。

三阴疟　用草果一钱于碗内，水半碗，水上盖以绵纸，纸上用人参三钱，隔一夜，于次日饭锅上蒸之，只将人参煎汤服，不用草果，即愈。如不愈，再进一服，无有不止者。

又常山一两，煮黑豆一合，去常山，取黑豆，食之神效。

久疟　贝母一钱五分，当归、川芎、柴胡各三钱，水煎未发时，自愈。

隔年疟　干姜五钱，白术三钱，煎服愈。

266

又雄黄三钱，为末，龟板一个，去两傍，放火上，将雄黄末徐徐铺在龟板上，煅黑，碗盖存性，取起研末，酒服，厚被盖卧，立愈。

年久虚疟不愈渐成怯弱者。

人参、青皮米醋拌炒、川芎各一两，当归、白术炒黄、薏苡仁水洗，炒、白茯苓去皮膜、鳖甲米醋浸，炙酥黄色，再用水醋煮，去裙取板，槌碎为末，各二两，共为末，黄米打糊为丸，如桐子大，早晚白汤服百余丸。

又久疟虚极者。用人参五钱，生姜五钱，水二碗，煎一碗，露一夜，次日五更温服，当日即止。无力者以于白术一两代人参，生姜一两　如前煎服，二服即止。

瘴疟感山风瘴气作疟。实者，藿①正气散方在吐泻内。虚者，人参养胃汤：苍术一钱，半夏制、厚朴姜炒、橘红各八分，藿香、草果、茯苓、人参各五分，甘草炙，三分，姜七片，乌梅一个，水煎服。

疟疾不止。龟板烧存性，研末，酒服二钱。

老疟久不愈。鳖甲醋炙黄为末，酒服一钱，隔夜一服，清早一服，临时一服，无不断者，入雄黄少许尤妙。

疟久不止，必生疟母在胁下，大如杯，令人面色痿黄，寒热不已。用川芎、芍药、柴胡各一钱，人参五分，水煎送下鳖甲丸二钱，外以阿魏膏贴之。鳖甲丸者，鳖甲酒炙半斤，蓬术醋煮三两，青皮醋煮三两，穿山甲土炒二两，为末，醋煮当归为膏，丸如黍米大。

---

① 藿：疑下脱"香"。

267

脾寒疟疾。石胡荽一把，即鹅不食草，杵汁半碗，入酒半碗，和服甚效。

露羌饮

生姜四两，连皮捣汁一碗，夜露至晓，空心冷服，大治脾胃聚痰，发为寒热疟。或云生姜自然汁，凡中风、中暑、中气、中毒、干霍乱一应卒暴之症，与童便同用，立可解散。盖生姜能开痰，童便能降火故也。

按凡发冷之病，阴阳不和，交相战也。阳胜则热，阴胜则寒。生姜性热，能去寒，隔宿冷饮，取其寒气以退热，此古方也，用之皆效，世人以近而忽之耳。

脾虚寒疟，寒多热少，饮食不思。用良姜、麻油炒干姜炮各一两，为末，每服五钱，用猪胆汁调成膏子，临发时热酒调服，以胆汁和丸，每服四十丸，酒下亦佳。

吴开内翰政和丁酉居全椒县，岁疟大作，用此救人以百计。张大亨病此，甚欲致仕，亦服之愈。大抵寒发于胆，用猪胆引生姜入胆去寒而燥脾胃，一寒一热，阴阳相制，所以效如神也。

邪气疟疾。黑牛尾烧为末，酒服二钱，日三服。

疟疾寒热。独头蒜炭上烧之，酒服三钱。

治疟奇方

乌豆三钱　　陈皮三分　　柴胡三钱　　姜三片

凡疟病，先一日将药煎好，取头汤用碗装住，再用小盘盖，放病人床下，又将药渣煎汤服之，次日乃取床下药，煎热服，治隔日或二三日者尤效。

治三日疟而饮食如常者。

何首乌二钱　　人参一钱　　桂圆肉十枚　　甘草三分

煎服即愈。平时服之，亦终身可无疟矣。

医疟疾神咒

用朱砂笔焚香，写"𤤲"字封固，放病人枕头下，次日即不寒不热，灵验如响，但不可令人看见。

厚德堂集验方萃编卷四

痈疽疮疖总论

　　夫痈疽疮疖皆由气血不和所致，有因喜怒、饮食，寒暑之间不自节检，以致五脏六腑之气拂郁于内而发者；有因久服丹石燥热之药，以致热毒结深而发者。此疾大约多生于富家，以其食多肥腻，不服勤劳，兼之嗜欲无节，故邪攻，攻而疾易成也。夫痈者壅也，六腑积热腾出，其发暴甚，皮肿光软大而高起者，属乎阳，其脉浮数。疽者沮也，五脏风毒积热攻于肌肉，其发猛恶，初生一头如痦瘟，白色焦枯，触之心痛者，属乎阴，其脉沉数。若热发于皮肤之间，浮肿根小不过二三寸者，疖也，疮其总名也。第痈生于六腑，若燎原之火，外溃肌肤，易疗而迟瘥；疽生于五脏，若陶室之燧，内消骨髓，难疗而易瘁。治者须察其虚实寒热，凡疮未破，毒攻脏腑，断不可投以热剂；若已溃破，脏腑既亏，饮食不进，更不可投以冷药，此要诀也。凡人四十以上，头顶腰颐臂胁之间，及筋骨之上，稍有疮疖，切不可轻易调治，一以常疾视之，有不毙命者鲜矣。至于诸疮之中，惟背疽疔疮最为急症，其次如脑疽、肠痈、喉痈亦不可缓。

270

又如瘰疬、悬痈、痔漏以及疥癣、臁疮、风痦之类，得之轻重不同，尚可缓治。但疮有五善七恶，不可不辩。若动息如常，饮食知味，一善也；便利调匀，二善也；脓溃色鲜不臭，三善也；语音清朗，四善也；气体和平，五善也。如烦燥咳嗽，腹痛渴甚，泄利无度，小便如淋，一恶也；脓血大泄，臭恶焮痛，二恶也；喘粗短气，恍惚思卧，三恶也；未溃先黑，久陷不起，四恶也；四肢沉重，转侧不便，五恶也；饮食不进，服药而呕，六恶也；浮肿面青，色脱声嘶，七恶也。更有气噎痞塞，咳逆身冷，盗汗不止，目眩耳聋，恍惚惊悸，俱是恶症。五善见三则安，七恶见四则危，五善并至则吉，七恶全见则死矣。

　　一凡病时忌暴怒疑虑，及不洁之人来看。忌鱼羊鹅肉、酒、面、生冷食物。疮口平复之时，尤忌往来庆吊，以免复发，惟过百日则无妨矣。

　　一论痈疽等疮，初起二三日，可服飞腾神骏膏。如无膏者，服槐花酒或千金消毒散，再将患处灸之，过七日则不可灸，当用葱蜜膏，或金蟾膏、芙蓉膏敷之，至作脓之时仍不可以针刺，当用替针丸频点，疮溃出脓，随服真人活命饮，再将溃烂之处用猪蹄汤洗净，以三神膏搽之，再服千金内托散以托疮毒，间服蜡矾丸以护膈膜，二药相济，其效可收。或仍有溃烂不止，疮口不敛者，此气血两虚之过，仍以猪蹄汤洗净，将生肌散上[①]，

----

① 　将生肌散上：丙申石印本作"敷生肌散"。

外贴神异膏，内服十全大补汤，兼进八仙糕，内外交养，功效立睹矣。

一论飞龙夺命丹，乃外料恶毒第一方也。方见后诸疮。

一论痈疽、发背、瘰疬、鼠病、气病等症，此专门之方，其效甚捷。

飞腾神骏膏

麻黄二斤，去节，取一斤净　桔仁四两，热水泡去皮尖，用砂钵擂烂，又入水同擂，澄去浊渣，用清汁　防风去芦，净四两　地骨皮去骨，净四两　甘草四两　木鳖子去壳，十四个　头发一大把　灯草一大把　黑铅一块

上熬膏法，不用柴烧，用白炭五十斤，大铜锅一口，将前药入锅内，注清水二三桶，煮至五六分，药水浓时渣滤起，药水另放缸内，又将前渣入锅煮如前法，煮至三次，将渣滤净，再将三次汁并作一锅，熬至成时，将黑铅、灯草、头发去净，瓷罐收藏，遇病每服三钱，临卧时以热酒送下，令通身出汗，切忌受风。汗后恐人虚弱，须食煨猪蹄补复元气，好酒亦可少饮，神效异常。

太乙紫金丹

太乙紫金丹大戟，茨菇文蛤共千金，雄麝朱砂凡七品，诸疮百症总通神。

山茨茹洗去皮毛，净焙二两　川文蛤一名五倍子，槌破，净焙二两　麝香拣净毛皮，干者研净，三钱　千金子一名续随子，

仁白者，去油，一两　　**红芽大戟**出杭州紫大戟为上，江南次①之，北方绵大戟性烈，用上品者，去芦根，洗净，焙干为末，一两五钱　**朱砂**有神气者，研极细末，三钱　　**雄黄**一钱五分②，鲜红大块，研极细末

以上之药，各拣精品于净室内，如法炮制，虔选吉日，将前七味药复等称准，入于大乳钵内，再研数转，方入细石臼中，再加糯米饮调和，软硬得中，方用杵捣至千余下，至极光明为度，每锭一钱，每服一锭，病重者服二锭，后用温粥补之。修合时除室内之人不可令见，总须虔诚洁净方有灵效。

治一切饮食毒、药毒、虫毒、瘴气、恶菌、河豚中毒，自死骡、马、牛、羊、猪、鸡之肉，人误食之，必然昏乱杂倒，或生异形之症。并用水磨服，或吐或泻，其昏自醒。或山岚瘴气、烟雾瘟疫、恶寒恶热、欲呕不呕，即磨一锭服之，得吐便愈。对口疔疮、痈疽、发背、无名肿毒、柱节红绿等疔，及杨梅疮、诸风瘾疹、新久痣疮，并用无灰酒磨服，外用水磨涂搽疮上，日夜数次，觉痒而消阴阳二毒。伤寒心闷、胸膈塞滞、邪毒未出、发狂谵、闭喉风，俱用薄荷汤磨服。赤白痢疾、肚腹泄泻、急霍乱、绞肠痧，以及诸痰抽噎，并用姜汤磨服。妇人急中颠邪、喝叫、奔走、鬼交鬼胎、鬼气、鬼魇、失心狂乱、羊儿猪颠等疯，俱用石菖蒲煎汤磨服。中风

---

①　次：原作"茨"，据文义改。

②　一钱五分：癸未本无，据丙申石印本补。

中气、牙关紧闭、筋脉挛缩、骨节风肿、遍身疼痛、行步艰辛、诸痫，并用酒磨顿热服。自缢、溺死、惊死、魇死、迷死，但心头微温未冷者，俱用续断、生姜，兼酒磨服。一切蛇风大毒、蝎蜇、溪涧诸恶等蛊伤人，随即发肿，攻注遍身，甚者毒气入里，衷昏闷怪叫①，命在须臾，俱用酒。磨服灌下，再吃葱汤一碗，出汗立愈。新久疟疾，临发时东流水煎桃、柳枝汤磨服。小儿慢惊风，五疳五痢，脾病黄肿，瘾疹疮瘤，并用薄荷汤下，浸水磨浓加蜜服之，仍涂肿上。年岁幼者，每锭分作数服。牙痛酒磨涂患处，仍含少许，良久咽下。小儿父母遗毒，生下百日内皮湿脓烂②，谷道、眼眶损烂者，俱用清水磨涂。打扑伤损松节，无灰酒磨送下。年深日久，头疼太疼，及偏正头风，时疮愈后，毒气攻注脑门作胀，妇女经水不通者，红花汤下。凡遇天行疫症，相传遍染，用桃根汤磨浓搽入鼻孔，再服少许，永不传染，诚济世之宝药也。

治发背痈疽仙方

用好醋煮五倍子，入猪脑髓同捣，如膏贴之。如疮在左用左边猪脑，在右用右边猪脑。

仙方疗疽

桐乡朱村徐通判素奉吕祖，一日疽发于背，病势渐

---

① 怪叫：原作"叫咱"，据丙申石印本改。
② 湿脓烂：原作"塌烂班"，据丙申石印本改。

危，然犹扶起礼拜如故，忽见净水盂下有白纸一幅，视之诗云：纷纷墓土黄金屑，片片花飞白玉芝，君王一斤臣八两，调和服下即平夷。意是仙方而不知黄金白玉为何物，问之乩仙判曰：大黄白芷也。服之果验。

梅花点舌丹

治一切无名肿毒、发背、痈疽、对口便毒，用之即时定痛，无脓内消，有脓只出一线，疮口易完，诚外科神方也。孕妇忌服。

朱砂　雄黄　白硼　血竭　乳香　没药　蟾酥各二钱，人乳汁浸　牛黄　冰片　沉香各一钱　麝香　熊胆　珍珠各六分　苦葶苈二钱

俱选上品好药，虔心修制为极细末，以浸湿蟾酥为丸，如桐子大，金箔为衣，每服一丸，含舌底下，随津吞咽，次用热澹酒薄饮取汗，立愈。

玉红膏

治一切发背、对口疔毒、瘰疬等疮。

卤砂　血竭各四分　阿魏　雄黄　没药　乳香　孩儿茶　珍珠豆腐内煮过　象牙火炙黄　轻粉各三分　黄丹水飞过，二钱

共为细末，香油三两夏用二两、黄蜡一两，铁锅熬溶，候冷入前药未搅匀，视油色红为度。疼痛倍用真乳香、真没药；紫血坚硬倍用血竭；生肌倍用珍珠若珠少，石决明火煅倍用；疮热加冰片一分；疮不收口加象皮烧存性，三分；如发背大疮加男子发灰三分、酵发白面烧焦，三分，

二者并加，搅成膏厚①敷白纸上贴之。凡疮初起成形，未溃已溃，湿以药末干敷，旁过小孔，用榆树皮煎汤调药末，作针形下孔内，腐肉敷红粉，外贴此膏。

五香丸

治一切无名肿毒。

沉香　丁香　木香　藿香　乳香各二钱　没药　川大黄　朱砂　血竭各一钱　轻粉　麝香各一分　巴豆十粒, 面包火煅焦色，粗□②新砖去油

共为细末，生蜜为丸，如梧子大，每服一丸，黄酒温服。

先天大造丸

治风寒湿毒袭于经络，初起皮色不变，漫肿无头，或阴虚外寒侵入，初起筋骨疼痛，日久遂成肿溃，脓水清稀，渐成漏症，服之即效。

紫河车一具, 酒煮捣膏　熟地四两, 酒煮捣膏　枸杞　菟丝子　归身　人参　茯苓　黄精　肉苁蓉酒煮捣膏　白术丁香各三钱　何首乌去皮用黑, 同③蒸捣膏　川牛膝　仙茅浸去赤汁, 蒸熟, 去皮捣膏, 各二两　骨碎补去毛, 微炒　川巴戟破故纸盐水炒　远志去心, 各一两　木香　青盐各五钱　黑枣肉二两

---

① 膏厚：丙申石印本作"厚膏"。

② □：脱字，待考。

③ 同：丙申石印本作"豆"。

276

共为细末，炼蜜为丸，如桐子大，每服七十丸，空心温酒下。

琥珀丸

治一切皮色不变，漫肿无头，气血凝滞，结成流毒，但成脓者，便效。

大黄二两　南星　郁金　白芷各一两

共为细末，用蒜头去壳捣烂，入上药再捣稠，入酒三匙调匀，遍搽肿上，如次日起泡者，将泡中黄水挑破，再用此膏贴之。

一醉散

治诸般肿毒。

全蝎酒洗，三钱，去头足　羌活五钱　僵蚕一钱，去头足乳香去油　没药去油，各一钱　雄黄三钱　麝香三分

共为细末，每服三分，葱酒煎汤下。

真人活命饮

山甲　角针　乳香　没药　甘草　银花　防风　赤芍　归尾　花粉　大贝　陈皮　大黄各等分

只用一服，水酒各一钟，煎热服。

神验疗毒丸

雄黄　大黄　巴豆去心皮，生用，各三钱

用石臼石杵舂烂如泥，以飞罗面陈醋煮糊为丸，凤仙子大，病重者二三十丸，轻者十九丸，热水送下，但

忌食生冷油腻之物。

疔疮救急良方

大蜣螂一个

竹刀切开，内中有白点即是心，将心对疔上敷半个时辰，连根拔出即消。

隔皮取脓方

驴蹄牙焙干　荞麦面各一两　草乌四钱

共为末，水作饼子，漫火炙黄，去火毒，为末，醋成膏，摊贴之，其脓没头面而出毒即消。

收口妙方

轻粉、黄连、木香、白及各等分，搽之即愈。

透天膏

治一切无名肿毒恶疮内消。

蝉肚玉金　明雄黄　巴豆仁各五钱

另研末，一处拌匀，纸裹内萍①捲捏数次，捏成黄纸为度。凡有一切恶疮初起时，用纸一块，顶上剪一小孔，古醋内蘸湿为度，不可太多，一贴即消。合药时须用天明辰时，虔心修制，不见妇人、鸡犬则得矣。

治抹诸疮毒法

水银五厘　轻粉　没药　乳香各一分五厘　光粉二分

---

① 萍：丙申石印本作"用"。

冰片五厘

共为极细末，用麻油调膏贴之。

化肤紫霞膏

粉、䃜、巴豆、革仁、金顶砒、螺肉、樟冰同共末，敷之，铜铁也成灰。

专治发背已成，瘀肉不腐及不作脓者，又疮内有脓而外不穿溃者，俱用此膏。

轻粉　蓖麻仁研，各三钱　血䃜二钱　巴豆五钱，研，去油　朝恼一钱　金顶砒五分　螺蛳肉用肉二斤，晒干为末

各为末，共碾一处，瓷罐收贮，临用时麻油调搽，以棉纸盖肉上，或膏贴亦可。

仙传三妙膏药方

专治痈疽发背、对口疔疮、湿痰流注、杨①梅结毒、瘰疬马刀、妇人乳疳、小儿疳毒、汤烫火烧、蝎蜇蜂叮、刀伤跌打，或风寒湿痹，袭入经络，以及筋挛骨疼、湿入脉络、闪腰剉跨、举动难伸，并大人小儿五积六聚、男妇之痞块癥瘕，并宜用之。此膏贴，未成者内消，已成者外溃，溃而即敛，故名三妙也。

紫荆皮　独活　白芷　赤芍　石菖蒲各二两　川大黄川黄柏　川黄芩　千金子　当归　川黄连　桃仁　红花苏木　肉桂　防风　天花粉　荆芥　羌活　麻黄　细辛

———————————

① 杨：原作"疡"，据丙申石印本改。

半夏　金银花　牙皂　乌药　贝母　黄芪　连翘　牛蒡子　柴胡　苦参　鳖甲　全蝎　蝟皮　草乌　大戟　天麻　巴豆　蓖麻　川甲　牛膝　防己　良姜　白及　白蔹　白附子　甘草　血余①各五钱　蜈蚣三条　蛇蜕一条

　　以上药各切片，好香油二百两入大锅内，浸药七昼夜，取起再用桃、柳、桑、槐枝二十一寸，漫火熬至药黑色、枯色，漂去渣，将锅拭净，再以密绢仍入锅内，务要洁净，再用文武火熬油，滴水成珠，净油得一百六十两为准。离火入飞丹八十两，一手持槐木棍，一手下丹，不住搅匀而膏自成，再入预制研细药末。

　　雄黄五钱　乳香去油　滑药去油,各八钱　血竭五钱此四味另研，先入搅匀，再入十味香珍　木沉檀降枫丁藿麝八香各五分　珍珠　冰片各一钱　此十味徐徐添入，搅匀，再入昆脑五钱　成膏收贮，用之神效。

神授卫生汤

　　治痈疽发背，恶毒疔疮，功效如前。

　　诗曰：神授卫生灵芷甲，羌乳红沉石决明，皂翘归尾银花草，大黄花粉效如神。

　　羌活八分　防风　白芷　穿山甲土炒,研　沉香　红花　连翘　石决明煅,各六分　归尾　金银花　皂刺　甘草节各一钱　天花粉一钱　乳香五分　大黄酒拌炒,二钱

　　水二碗，煎八分，病在上部者，先服药后饮酒一杯；

―――――――――

　　① 血余：丙申石印本无。

280

病在下部者，先饮酒一杯后服药，以行药势。

无比生肌散

乳香　龙骨　儿茶　血竭　轻粉　赤石脂　黄柏
冰片　血皉

以上各等分，共研细末，俟口将愈，再入象皮少许。

托脓散

专治诸疮，去脓生肌，大有功效。

白矾　青盐各一两

其捣碎，砂锅炼红为度，研末，一两，加入白硼砂
二钱，研极细，上疮，长肉最速，加八宝丹些须更妙。

诸疮一扫光

凡治痒疮，不论新久，及身上下或干或湿，并宜用
之。

苦参　黄柏各一斤　烟胶一升　木鳖肉　蛇床子
点红椒　明矾　枯矾　枫子肉　硫磺　樟冰　水银　轻
粉各二两　白砒五钱

共为末，用鸡蛋一个，顶上打一小孔，将药末入内，
棉纸封裹，水湿，火煅存性，为末，猪油和丸，夏布包
擦，止痛立效。

瘰疬奇方

取猫涎法，将猫缚定，口内放鲜姜一枚，其涎自流，
用涎水磨墨，先擦肐膊，再用京针七个扎在一处，周围

扎数十下，后服丸药。

朱砂五钱　金银花　升麻各三钱　白芷　当归各一两
斑蝥七个，去手足　蜈蚣三条

共为末，水丸梧子大，每服三十丸，空心温酒下。

金黄如意散

专治黄水诸疮。

川黄连一钱　黄柏生熟各一钱　冬丹一钱，水浸去渣　轻
粉五分

共为末，猪肢油调搽。

莹肌散

治大人小儿风瘖热生疮，浸淫黄水，流脓湿烂。

松香　五棓　黄连　黄丹　海螵蛸各一两　轻粉三分
雄黄五分

其为末，湿者干搽，干者香油调搽。

治金疮跌打损伤方

珠子二分　血竭一分　乳香　没药　正珀　赤脂各三
分　冰片二分　麝香五厘　螵蛸一钱　龙骨二分　儿茶三分
象皮四分　川连一分　朱砂三分　制甘石一钱

其为末，搽疮口处。

搽痔疮方

取大田螺一个，去壳，内中水不可去，入药在内。
冰片一分、铜绿二分，共为细末，入螺内，投小酒盅内

露一宿，取汁搽疮，每日数次即愈。

内痔脱肛秘方

五倍子一两，炒黑为末　熊胆四分　冰片三分

以井水同菜油调得法，以指头敷上即止疼，每日上三次即愈，永不再发。

塘棲崔先生治漏痔方

牡蛎一个，火煅去火性，研末，掺上即愈，再发再掺。如去管用真牛黄一厘，裹在纸内，入在管一夜即出。但要真牛黄，放在水碗内出一道青烟者，即是真的。

脱肛方

多主气虚，人参、黄芪、川芎、当归、升麻，水二碗，煎八分，食前服。如血虚加芍药、地黄；血热加炒黄柏；虚寒加炒黑干姜，外以五倍子末托而上之。

又方　蓖麻子四十九粒，捣烂贴顶门上即收，收则急洗去其药。

又方　常以二桑叶代草纸亦效。

又方　蝉蜕焙黄为末，点即收，草鞋底托揉亦上。

治梅疮内托永不留毒仙方

穿山甲、金银花、黑白丑①等分为末，每服三钱，滚水酒化下，尽量吃大醉，出汗，行五七次便即好，不

---

①　黑白丑：丙申石印本后有"各"。

然则次日再服一剂。

梅疮诸毒奇方

若将肾物烂去一半，服一料仍复长全。

赤芍　白芷　花粉　穿山甲　连翘　归全　陈皮
防风　银花　川贝　黄柏　生甘草　知母

以上十三味，各一两，分作五剂，每剂入水一大碗、
酒一碗，煎一碗，空心温服，渣再煎，水酒各半，温服。

鱼口内消法

鸡子一个，打一孔，入斑蝥三个、蜈蚣一条，煨熟，
毒从小便出。皂角刺、生大黄、黑丑各三钱共为末，每服
三钱，酒煎数滚，空心热服，取汗以利为度，即消。

治鱼口秘授偏方

用鼠粪七粒，空心黄酒送下，立愈。

疳疮简方

用油透罗煅破旧帽沿烧灰，杭粉丸上煅黄色，各等
分，共为细末，罐贮，先用红枣十五个，甘草三钱，煎
汤洗患处，拭干搽上，即效。

治梅疮不吐泻奇方

官粉五钱

砂锅内炒一炷香，候冷取出，每用红枣去核一个、
官粉一分包内服之，吃冷豆腐一块，日进三服，连服七

天，每服一服，其大便黑如炭，此去其毒不忌重，不过一月全好。

内托疮毒方

鱼膘七钱　核桃七片半　红枣去核，七个

用香油三两，煎焦研末，黄酒送下即愈。

真奇散

治羓疳杨梅绣茎疳神效方。

用在扭瓦垄子烧存性，研末，绵胭脂二张，烧存性，加冰片一分，共研末，每用少许搽患处，即愈。

治鱼口初出五百散

乌桕子炒为末，入百草霜调，贴患处一昼夜即消。

银粉散效真罕稀，锡与朱砂效不微，银粉水银并煅粉，下疳结毒敢相微。

治下疳结毒，勿论新久，俱腐烂作痛，及杨梅疮重①后结毒，玉茎腐烂，或阳物半伤半全者，并宜用之。好锡六钱化开水，朱砂二钱末搅炒枯，去砂留锡，再化开搅水银一两，和匀听用，杭粉一两，研细铺夹纸上，平山土捲成一条，一头点火，煨至纸尽为度，去灰用粉，同前水锡用，加真轻粉一两，共成一家，以研细。凡遇前症先用甘草汤洗净即②随用此药末搽上，搽之止痛，

---

① 重：原作"董"，据丙申石印本改。

② 净即：原作"邑干"，据丙申石印本改。

生肌收敛，极妙奇效。

珍珠散

效实堪夸，轻粉还兼缸子花，诸肿诸疮诸痛疾，用此一搽自无他。

治下疳皮损肉烂，痛极难忍，及诸疮新肉已满，不能生皮，及汤灌火烧皮损肉烂，疼痛不止者。

青缸花五分，如无刀头靛花青虚色，翠者代之，终不及缸花为妙　珍珠二钱，不论大小，以新白为上，入豆腐内煮数滚，研为极细末，无声为度　真轻粉一两

上三味共研数千转，细如飞面，方入瓷罐收贮。凡下疳初起皮损，搽之即愈。肉烂疼痛者，甘草汤洗净患上，猪脊髓调搽，如诸疮不生皮者，用此干掺之，即可生皮。又妇人阴蚀疮痒痛难禁，或新嫁内伤痛甚者，亦可此药以搽之，极效。

汤泼火烧痛甚者，用红玉膏调搽。

薰燥疳杨梅仙方

薰后日破生疮，疼痛无妨，用苦茶嗽之。

朱砂一钱　烟洞内烟灰三钱　安息香五条

共研细末，用三个男子唾津和成七个，并焙干，用针尖扎住，灯上点着，对[1]鼻上闻之，三日即愈。如手取之，不忌口，不留毒，不伤牙齿之妙方也。

---

① 对：原作"那"，据丙申石印本改。

治下疳方

血竭　龙骨　乳香　没药　儿茶_{各二钱五分}　冰片一

分

共研细末，敷上即效。

治疗痈疽神验方①

此药冬腊正二月少有，六七月可采，晒干，研末，备存应用。

五爪龙草　马蓝头草

采叶不拘多少，捣烂，如忽见红肿，均敷患处，登时止痛，干即再敷，肿毒从此不走，渐渐消小，疗头后随敷药揭出，倘疗头硬痛难出，即采有刺野蔷薇心连叶七个，同前药捣再敷过夜即出，倘有血水任其流尽，不要上膏药，恐防溃烂，仍用马蓝头叶或加芙蓉花或叶亦可敷，换数日自收口白即愈，治痈疽亦照此治法，无不应验，屡试屡效，经治多多矣。

治未老先白头

小如芥子，头上一点白脓，用手摸上痛不可忍，其次漫肿甚速。急宜用五爪龙草采叶捣烂敷上，初起不过一日即消，重者二日极有神效。

----

① 癸未本无"治疗痈疽神验方……其效如神"，据丙申石印本补。

287

红线疗

此症危急，生于足者红丝渐长至脐，生于手者红丝渐长至心，生于唇者红丝渐长至喉，至则不可治也。急用针或磁锋刺破，其红丝尽处使出血毒流，以浮萍嚼涂刺处，随用白矾三钱，敲碎以葱头七个捣烂包裹矾吞下，再服葱酒一二杯，被遮卧，汗出即愈，其效如神。

折伤诸症总论

折伤之症，或跌扑坠马，木石所伤，或兵气所伤，烫火伤，为症不一，总切不可饮冷水，血见寒则凝，多致不救，慎之。

跌打损伤方

气绝不能言，急以韭汁和童便，饮一盏。

跌打将危方

白蜡三钱

研碎，好酒调服，即醒。

浑身打伤方

小麦叶、萝卜叶、青松毛各一大把

共捣烂，摊单被上，赤身将药贴肉，裹被在身上，裹紧，尽量饮醉，睡醒即愈。

跌打骨折

酒调白及末二钱，服不减，自然铜五铢钱之功。

伤处宽大血出不止方

干面敷上包好，勿见风，七日愈。或用白蜡研细，畬上莲房烧灰研细，敷多年古石灰，敷之皆效。

干面和姜汁贴患处，亦能止血定痛。

凡瘀血在腹者，用生地黄汁三升，酒升半，分三服。或用紫罗兰花根捣汁少许，酒冲服，次日解粪如猪肝色，自愈。

跌坏遍身肿痛方

狗头骨烧灰，同陈年香糟贴疼处，不然，一年之后成冬瓜串，不治。

折伤青肿方

豆腐切一指厚片，锅内煮热，贴患处，冷则易之，虽面打青肿，贴数次复旧。

又方　急性花叶捣如泥，搽肿处，或破处干则又上，一夜血散即愈。若冬月，采干者研末调涂。

又方　熟麻油和酒饮之，以火烧热地，卧之觉即疼肿俱消。松阳民相殴用此法，经官验之，并无痕迹。

跌扑伤损方

干冬瓜一两　牛皮胶一两

炒存性，研末，每服五钱，好酒热服，仍饮酒一瓯，厚盖取微汗，其痛即止，一宿如初。

又方　老松节煎酒服效。

折扑伤损方

绿豆粉新铫炒紫，新汲水调敷，以衫皮缚定，其效如神。

蹉跌破伤筋骨方

豆豉三升，水三升，渍浓汁饮之。

跌扑折骨方

生蟹三斤，捣烂，以黄酒煮热，调蟹汁服，连饮数碗，仍以渣贴患处，半日，其伤骨处琴瑟有声自合，不能饮者尽其量饮数杯，但先就跌折之时，急乘痛捏直，用杉木皮缚好方妙。

治金伤及箭伤

用独壳大栗研干末，敷之立愈。

刀疮药方

端午日取韭菜捣汁，和石灰，杵熟为饼用，敷疮处血即止，即骨破亦可合，奇效。

治坠马折伤手足仙方

取生地黄一斤、生姜四两，捣研之，用胢糟一斤，入地黄、生姜，炒匀之，乘热裹奄伤处，冷即易之，先能止痛，后可整骨，效验如神。

金疮方

棉花旧者烧灰存性，为末，搽上即生肌长肉止痛。

又方　沥青或松香，不拘多少，为细末，将所伤疮处用手捏凑一处，将药末厚敷上，净布帛扎住，不怕风不怕水，旬日即愈。

接骨散

没药　乳香各五钱　自然铜煅碎　滑石各一两　龙骨赤石脂各三钱　麝香一分①，研

共为末，好醋浸煮，多煮为上，醋干即炒燥研开，临睡时入麝香，以茶匙抄留舌上，温酒下，分上下食前后服。若骨色已接尚痛，去龙骨、赤石脂，服多仅好极效。

治破伤风神效方

初觉有风时，急取热粪堆内蛴螬虫一二个，用手捏住，待虫口中吐出些小水，就抹在破伤处，身穿厚衣，片时疮口觉热，两胁汗出，风去立效。如风急紧，速取此虫三五个，煎去尾，将肚内黄水涂疮口，再滴些虫水入热酒内，饮之汗出为效。

---

① 分：癸未本作"另"，据丙申石印本改。

黎洞丸

西牛黄一钱五分　冰片一钱五分　阿魏一钱　雄黄一钱
大黄一钱　乳香一钱　没药一钱　儿茶一钱　麝香一钱五分
三七二钱　天竺黄一两　血竭二两　藤黄二两

用山羊血五钱拌，晒干，先将黄隔汤煮一次，去浮
胰净用，或用山羊血，不见水者将末拌晒干，以上十二
味各研细末，用籐黄和匀，鸡头子大，若干加蜜少许，
成丸，外用蜡皮封口藏之。此方得自异传，其功甚捷，
一丸必救一人，百发百中，但药性甚大，一效不可再服。
慎之慎之。内服老酒磨服，外敷用细茶磨敷，如干用茶
卤润之，不可盖住疮口，止敷肿处，凡磨药忌生冷水。

一凡用药后忌一切生冷发物，切嘱。

一治痈疽发背、无名肿毒，每服一丸，一半用老酒
化，一半用茶卤磨搽。

一治肺痈、肠痈内溃，用老酒化下，至重者两丸全
愈。

一治惊恐、痨伤、劳力、吐血，老酒磨服。

一治积聚、癥瘕、血瘀、虫胀，酒化下。

一治刀箭肿伤，内服外搽，以及刑杖伤俱可。

一治马刀、瘰疬，延久不愈，磨敷，不必服。

一治产后恶血、攻心昏晕、不省人事，每服一丸，
酒化下。

一治小儿急慢惊风，初生月内者，一丸分四次服；
百晬一周者，一丸分三次服；二三岁者，分二次服；五

292

六岁者，一次一丸。

一治中风卒倒、昏晕中痰等症，每服一丸，老酒化下。

一治妇人乳吹疼痛，每服一丸，老酒化下。

一治疯狗咬伤，毒气入内，服一丸，外敷伤处。

一治蛇蝎蚕咬，各虫所伤，服一丸，外敷之，即妙。

以上诸症，每丸服一半、上一半。服药之后，忌一切生冷生果之物。如犯其害，不可胜言也。嘱切嘱切。

接骨神丹

当归五钱　生地三钱五分　川芎三钱　青皮三钱五分　赤芍三钱　乌药三钱五分　羌活五钱　威灵仙五钱　苏木四钱　桃仁三钱　红花二钱五分　枳壳三钱　泽兰三钱五分　毛姜煨熟，去毛　牛膝三钱　丹皮三钱　加皮四钱　乳香五钱　没药五钱　自然铜四钱，醋煅七次

共为细末，每服三钱，陈酒送下，至重者五服全愈。

接骨膏

又名水骨，此系仙方，不可轻视。凡遇跌打损伤、骨断筋伤、闪挫腰脚，贴上立时止疼。

远志肉一两　全当归半生半炒，一两　白及十两　五灵脂一两五钱　乳香一两　没药一两　刘寄奴一两

以上各味俱用生药，共为细末，滚汤调，仍入锅内，重汤煮搅成膏，以布片摊贴痛处，立愈。

三黄宝蜡丸

专治跌打损伤、刀箭伤、一切棒伤、破伤风、刑伤、恶血、奔心，及疯狗毒虫咬伤、坠马瘀血凝滞、痰迷心窍，危在顷刻诸险症。

膆黄四两　　天竺黄三两　　明雄黄三两　　红牙大戟三两　刘寄奴三两　　血竭三两　　儿茶二两　　归尾一两二钱　　朴硝一两　　琥珀三钱　　乳香三钱　　水银三钱　　水粉三钱　　麝香三钱

以上诸药各为细末，分量要足，如无真天竺黄，即以九转胆星三两，并醋炙九垄子一两代之，用提净黄蜡二十四两炼镕，离火，入滚汤内，坐定，将各药末掺入，不住手搅匀，取起，用罐盛贮听用。极危笃者一钱，次者五分，无灰黄酒送下，外敷用香油，隔汤暖化，勿见火。如受伤日久，病势沉重，连服数次，能令周身气脉通畅，瘀血尽变为新血，活络筋节，真起死回生之圣药[①]也。服后忌生冷、瓜果、烧酒二日。

金不换接骨丹

治跌打损伤、骨碎至死，服之即愈。

乳香　　没药去油　　归尾　　川大黄　　正血竭　　骨碎补去尾　　玉鳖焙，去手足　　自然铜煅，醋浸七次　　红花五钱　　雄黄五钱

每味二钱，各另研细末，每服七厘，黄酒送下，盖被出汗，药力行到伤处其痛立止，酒要尽量饮之，不为

---

① 药：原无，据丙申石印本补。

294

接骨亦下死血等症。又治妇人月经不通，每用七厘，加麝香七厘，空心酒送下，立通。

治跌打骨节脱离妙方

用生螃蟹一斤，捣烂，滚酒泡服，连饮数碗，将渣涂患处，半闻骨内旧骨有声即复合板节，亦不可轻授与人。

治杖伤方

用大黄　归尾　半夏共为末，蜜调，敷患处即好。

治跌打金疮伤方

石灰飞化　血见愁　马齿苋　旱莲草　韭菜
要端阳午日合捣成饼，阴干为末，敷之。

治金疮跌打铁破刀伤效方

珠子二分　血竭一钱　没药三分　乳香三分　正珀三分
赤脂三分　冰片二分　麝香半分　螵蛸一钱　龙骨二分　儿茶三分　制甘石一钱　象皮四分　朱砂三分　川连一分

跌打神方

归尾五钱　杜仲五钱　五加皮五钱　红花五钱　丁香五分　黄芪一两　党参一两
陈酒数斤煮透，量力饮之即效。

跌疮肿痛方

雄黄二分　密陀僧一分

研细末①，调敷即妙。

又方　大黄末醋调敷，或童便调敷，或单用萝卜汁和敷。如溃烂，乳香煎油搽疮口。

凡杖伤后，日服白及末，米饮下，神效。

破伤风因皮肉损坏，复被外风袭入经络，渐传入裹，其患寒热交作、口噤咬牙、角弓反张、口吐涎沫，入阴则身凉自汗，伤处反平陷如故者，其毒即内收。当用万灵丹发汗，冷风邪外出，次以玉真散患上贴之，得脓为效。如汗后前症不退、伤处不高、渐醒渐昏、时发时止、口噤不开、语多不出者，终为死候。

万灵丹方

茅术八两　全蝎　石斛　明天麻　当归　炙甘草川芎　荆芥　北细辛　防风　川乌汤泡去皮　麻黄　草乌汤泡去皮尖　何首乌各一两　明雄黄六钱

上为细末，炼蜜为丸，或一两分作四丸，或一两分作六丸，或分九丸，三等做下，以备年岁老壮、病势缓急取用，外以朱砂研细为末，瓷罐收贮。每用连须大葱白九枚，煎汤一茶钟，将药一丸乘热化开，通口服，盖被出汗为愈，服后汗迟再用葱汤催之，汗必如淋，少顷渐去盖被，其汗自敛。

此丹治一切肿毒风气宜发散者，皆可服之。如诸病无表症相兼，不必发散者，只用热酒化服，服后避风，

---

① 末：原作"水"，据丙申石印本改。

296

宜食稀粥，忌冷物、房事，孕妇勿服。

玉真散方

南星　防风　白芷　天麻　羌活　白附子

各①等分研末敷伤处。此药如打伤欲死、心头微温者，以热酒、童便灌下二钱，随进二服，立可回生。如破伤风牙关紧急、腰背反张甚者，咬牙缩舌，以童便调服二钱，虽内有瘀血亦愈。若治疯犬咬，急用漱口水洗净，搽咬伤处亦效。

又方　蛴螬虫二个状如蚕，一名土蚕，遇物触之则自卷曲，粪土堆中多有之　两指捏其腰，候口中吐出黄水，抹伤处，用鸦翎烧灰存性，细研，滚汤调服下一钱，身上衣服加厚，或覆被少睡片时，疮口觉麻，两腋微汗，风出立愈。如风紧急，速取此虫三五个，剪去尾，将肚内黄水涂患处，再将黄水滴热酒内饮之，汗出立效。

又方　真苏木末酒服三钱。

又方　牛皮胶烧灰存性，研细，酒服二钱，取汗。

又方　莲房烧灰，研细敷之，再用酒调服，皆效。

又方　蝉蜕四两，烧灰存性，无灰酒服，盖被出汗，愈。

又方　胡桃壳半个，填人粪满，用槐白皮衬扣伤处上，以艾灸之，若遍身臭汗出，其人大困即愈。

----

① 各：原无，据丙申石印本补。

破伤风方

雄黄、香白芷各等分，好酒浓煎服。如牙关紧急者，灌之即活。

刀割斧砍夹剪枪箭伤损方

生半夏研细末，带血敷上，立止疼痛，且能收口生肌。又野苎麻端午日收，挂当风处遇伤损揉，贴之立效。或土贝母、千年石灰皆效。

又风化火石八两、大黄四两，切片同入锅内炒，候桃花色取起，细筛收藏，遇伤者敷上，即时止血。

箭簇伤

海螵蛸研末敷之，血自凝而愈。

出箭头方

花蕊石似硫磺有白斑点者，火煅七次，研末，敷伤处四围，箭头自出。

又方　巴豆仁略熬，与蜣螂同研，涂之，须臾痛定，微痒忍之，待极痒不可忍，便摇动拔出，速以生肌玉红膏敷之。生肌玉红膏在疮毒诸症内载。

如遇药箭、毒箭，有三种，交广夷人用焦桐作箭镞，岭北诸处以蛇毒螫物汁著筒中渍箭镞，此二种才伤皮肉便流脓沸烂而死。若中之急中无药可救，惟取粪清汁饮之并涂上，救命为急，勿以臭秽为嫌。

金刃伤方

凡金刃所伤，未透膜者，乳香、没药各一钱，以童便半盏顿热，好酒半盏冲入药内，通口服，后用乌贼、鱼骨或龙骨为末，敷疮口，其血立止。

久不收口方

千年石灰入象皮研末，敷上。

杀伤方

膜末损，气绝仍可救，急取葱白，热锅炒热，遍敷伤处即活。

误被乌铳所伤方

蜂蜜八两，煎滚，入好头烧酒一斤，随量热服取汗，安卧，次日铁子自粘被上。

火药炮杖冲眼目瞎方

登时卧地，令人解小便浇之即痛定，徐用自己小便常洗即明。

解火药烂方

蚌壳盐萝中者煅研　捣烂茶叶同搽。

铳弹及竹木刺肉方

蜣螂洗净，捣烂贴患处，即出。

又竹木刺入肉不出者，烧鹿角末，水调敷立出，久

299

者不过一夕。

刀伤及烫火伤方

老杉树皮烧存性，鸡子清搽三日即愈。

又方 金樱叶五月五日采，同苎麻叶、桑叶阴干，治刀伤。军中名一拈金，亦治痈疽。

夹棍伤

一出衙门即用热童便一盆，将足浸之，如便冷，烧红砖二块淬之即热，直浸至童便面上浮起白油，其伤尽出矣，不疼不痕，再用肥皂捣如泥，入鸡蛋清和匀，奄处以草纸包裹，脚缚紧，一夜不可动，即效。内服末药。

人中白煅，一两 自然铜煅，五钱 乳香箬炙，二钱 没药箬炙，二钱 木耳烧灰存性五钱 牛膝三钱

共为末，再用牛膝煎酒调服三五钱。如无没药，用当归、川芎、乳香、独活、鳖虱、胡麻、骨碎补、红花、五加皮各一钱，生白酒一壶，煎数沸，纵量服，避风寒，厚被出汗立愈。如骨伤，加土木鳖一枚。

预防夹棍方

大肥皂用陈米醋煮，捣烂，加皮硝三五钱，敷过夜，夹时不疼。若夹出肿痛难走者，热豆腐和松香末捣匀，敷过夜即好，行走永无后患。

杖伤方

杖后即饮童便一碗，以免血攻心，再用热豆腐铺在

300

杖伤处，其气如蒸，其腐即紫，复易之，须得紫散尽，转淡红色为度。

又如人受责极重，昼夜无眠，种种诸症，用木耳四两，净砂锅内炒焦存性为末，每服五钱，好酒一碗调服，服药后坐少时，俟药力行至杖伤上，从肉里往外透，如针刺痒甚，不时流血水，贴上膏药，次日即消。若临杖先服四五钱，则不痛亦不甚伤。

治火烧疼药方

全当归一两，用香油一斤煎枯黑色，去当归，入黄蜡、乳香、川芎、儿茶各一两，共研末，入油内搅匀，入瓷瓶内埋七日，去火毒，鸡翎扫搽患处，痛立止。

烫火伤方

切不可以冷水、冷物及井泥淋塌之，盖热气得冷，深入至骨，烂入筋脉，后多有手足挛缩之病，且恐火毒攻心难治也，先服玄妙饮。

川黄连　　天花粉　　玄参各二钱　　陈皮　　桔梗　　山栀仁各一钱五分　　淡竹叶二十片

水煎服。如药不便，萝卜汁二碗，或童便皆可服，以护其心，使火不能内攻，随取大黄末，桐油调敷，即垂危者皆可无恙。

又方　经霜桑叶烧存性，为末，油和敷之，三日愈。

又方　生白矾不拘多少，为末，香油调搽。

又方　鸡子清磨京墨，涂患处，上用三层湿纸盖之，则不起泡。烫火伤，皮红未破烂者，最忌大寒之药敷之，用酒洗拔，其热毒外出不烂。

烂去肌肉见骨者方

百草霜三钱、轻粉钱半，为末，香油调搽。

跌打方

酒大黄三钱　枳壳五钱　蒲黄三钱　赤芍三钱　红花三钱　当归五钱　厚朴二钱　杏仁二钱　黄芪一两　党参一两　韭子五钱

黄酒煎服，任他死去也无妨。

跌打损伤方

急用雄鸡刺血量入，或一碗，或半碗，和饮疼止。

面目跌扑青紫方

半夏磨汁，涂之立消。

治人咬伤方

龟板一块、鳖肚骨一片，烧灰研末，香油调搽。

治破伤风，未伤者服之，永保无患；已伤风垂毙者，起开牙关，灌之即活。

黄蜡　荆芥　鱼膘炒黄色

各等分，轻者三钱，重者五钱，引加艾叶三片，用无灰黄酒一斤入壶内，面糊口，布扎，重汤悬煮一炷香为度，温服，有微汗即愈。

302

此方专治一切跌打损伤、破风之症，妙在未经冒风者，服之即可无恙。

凡骨节伤损脱臼接骨者

用凤仙花根酒磨，服半寸，最多一寸，然后揉托而上，则不知疼，但多服伤人，以一寸为极。

又方　茉莉花根奄之则不知痛，方甚奇。

又方　黄麻头及头发烧灰各一两，为末，每下三钱，酒送，效。

接骨八厘散

以古铜钱火煅醋淬七次，为末，每用取前方黄麻头发灰药三钱，加铜末八厘，调匀，酒服效。

又方　内服苏木煮酒，外以苏木夹扎，甚好。

脑破骨折方

蜜和葱白捣匀，厚封立效。

打伤眼睛方

生肉一片，当归、赤石脂末用少许，糁肉上贴之，去毒血而自愈矣。

肩破骨折方

亦用蜜和葱白厚封，再以蟹盖瓦上烧灰，研末，酒调服尽醉，其骨自合有声。

又方　白蒺藜炒为末，每服一钱，热酒调下，盖被出汗愈。

折伤止痛方

白矾末数钱泡汤一碗，帕蘸乘热熨伤处，少时痛止，然后排整筋骨点药。

折伤内外作痛方

鹿角或羊角炒焦，磨，酒服止痛。

损伤出血不止方

陈紫苏叶蘸所出血，研烂敷之，既不作脓，且愈后无瘢痕。甚妙。

又方　雄鸡血和酒饮，即止血痛。

打扑伤痕瘀血注痛或潮热方

用大黄末，姜汁调涂，一夜黑者变紫，二夜紫者变白。

又方　路旁墙角下人往来便溺久处碎瓦片一块，洗净，火煅醋淬五次，黄色为度，刀刮细末，每服三钱，好酒下，治扑打骨折、筋断、痛不可忍，此药极能理伤续断，不可以轻而忽之。

打扑损伤，瘀血攻心，胸腹胀满气短，及骨折痛甚，青麻叶及根研汁服。如无，以青麻子研汁代之。又扑折欲死、一切伤损、从高坠下、及木石所压、落马扑车、瘀血凝滞、气绝欲死者，仓卒无药，擘开口以热小便灌之。

304

又方　净土五升蒸热，以故布重裹，作二包更换熨之，勿大热，恐破肉，取痛止则已，神效。

或卒坠、压倒、打死，心尚温者，将本人如僧打坐，令一人持其头发，稍放低，用半夏末吹入鼻中，醒后以生姜汁、真麻油灌之，再以干荷叶烧灰，热小便调下三钱，日进三服，自愈。

又方　山羊血少许，酒调服更妙。

跌压瘀血在内胀满方

大黄、当归等分，炒研，酒服四钱，取下恶物自愈。

跌压瘀血积痛难忍方

当归尾五钱　大黄酒蒸，一两　桃仁去皮尖，二十一粒

酒煎，鸡鸣时服，至晓取下，瘀血即愈。

坠车落马筋骨疼不止方

玄胡索末，好酒服二钱，日进二服，即愈。

兵杖跌坠木石压损血在胸胁刺痛方

竹青、乱发各一把，炭火炙焦，为末[1]，酒一升，煮三沸，服之。

跌扑伤损及金疮出血过多昏沉不省者

人参一两，切片

---

[1]　末：原无，据丙申石印本补。

水二碗，煎一碗，温服，渣在煎服，其人自省，再用渣加大米一合，煎服愈。

跌打及刀斧伤血流不止方

何首乌研末，擦之血立止。

金疮方

金疮者，即刀斧箭镞铳炮之所伤也。若目直视者、痛不在伤处者、出血赤后黑者、其患处寒冷坚实者，皆不治也。

破伤出血，急用自己小便淋伤处，最忌见风及冷水，恐风邪从此而入。出血过多者必渴，不可与冷水饮，但食肥腻之物解渴而已，若食薄粥，则血沸而出必死，为饮酒与童便为宜。外则以花蕊石研末敷，或荔枝核研细敷，或圆眼连壳肉①核烧末敷，皆效。

又方　白矾、黄丹各半，为末，敷之最妙。

又方　生姜嚼敷，勿动，次日即生肉，甚妙。

又方　风化石灰炒生韭菜，连根可捣作饼，阴干，研末糁上，止血生肌。若血出过多，寒热口干，用补中益气汤见中风诸症加麦冬、五味各四分，姜枣煎，空心服。

又方　古石灰、新石灰、丝瓜根叶（初种放两叶者）、韭菜根各等分，捣一千下，作饼，阴干为末，擦之。

又方　以葱白一味，炒烂，乘热奄上，即定痛止血，葱冷再易。

---

① 肉：丙申石印本作"内"。

306

金疮磕损折伤血出疼痛不止方

葱白、砂糖等分，同研封之，痛立止，更无瘢痕。

金疮流血不止及瘀血不散方

用嫩紫苏叶、苎麻叶捣贴之。

又按：苎麻叶能散血，凡刀伤血凝不散，采苎叶、苏叶捣搽。血在腹内，绞汁用长流水调服即通。秋冬用干叶，止痛止血，易痂。不信者以猪血试之，立化为水，速效如此。

刀伤出血方

用牡蛎粉敷之，如破伤、风湿、口噤，酒服二钱。

又方　瓷瓶盛芝麻油，以筋就树夹取黄色葵花收入瓶内，勿犯人手，蜜封，遇有伤者以油涂，神效。

又方　猪毛煅存性，研末，加轻粉、白硼砂各少许，麻油调敷，无疤痕。

又方　泡过残茶叶倾积瓶内，遇伤者取涂频换，不疼不烂。

又方　真金箔贴伤处，稠密用桐油贴涂箔上，或用青黛敷，或以梨汁敷，或白及末油调敷，或水芹菜和米醋捣烂敷，或煤炭须大块明亮者为末，或蛤利壳烧灰，或天萝皮晒干研末，皆用香油调敷，或地榆、滑石各一两，研极细末敷，决不溃烂，皆能止痛无痕。

汤泡入里，火烧逼毒入里，或外被凉水所侵，火毒内攻致生烦恼、内热、口干、大便秘实方

连翘　赤芍药　羌活　防风　当归　山栀　甘草各一钱　大黄炒，二钱

水二碗，灯心二十根，煎八分，食远服。

火逼火伤方

萝卜菜叶捣烂，敷患处即愈。

凡遇火烧伤，急以宿小便浇之，神效。次用蚌壳灰、鸡子清调涂，或蜜糖、麻油调涂。此方亦治滚烫伤，至奇妙。

又方　蝙蝠二只俗名飞鼠　火煅存性，烟尽为末，酒调下三钱，血立止，肿痛自消，此方甚奇。

凡金疮出血，不可以药速合，恐内溃伤肉，用黄丹、滑石等分为末，敷之。

金疮出血不止，及犯房事出血不止，用女人经布烧灰，酒调下。金疮肠出，将肠纳入，以瓷瓶、滑石各三两为末，米饮服二钱。

金疮中风项强欲死方

生葛根四两，以水三升，煮取一升，去滓分服。口噤者灌之，若干者捣末，滚水调三钱服，及竹沥多服取效。

破伤中风方

用手足十指甲，香油炒黄为末，酒调服，汗出即愈。

金疮内漏方

取疮中所出之血，以水和服之。

凡刀伤磕损，及烂入寸深者，用千年石灰、轻粉、血竭、白蜡研末掺之，外以随便膏药盖上，立愈。

刀疮金骨断者方

真降香　铜花即打铜店打赤铜落衣也　五倍子炒

各等分，为末，掺上扎住，即愈。

又方　降香以磁片或利刀剖细末，掺伤处止痛止血，名曰紫金散。治刀伤血流不止、筋断骨折，军中必用之方。

又方　紫榆木刮末亦效。

又方　将肉老鼠入瓷罐内，菜油浸数日，敷之立愈。

油伤火烧痛不可忍方

将石膏为末，涂之立效。或大黄为末，生蜜糖调搽，不惟止痛，且减瘢痕。

火伤方

用榆树皮或松树皮须要连青苔者瓦上炙脆，研末，和菜油调敷，愈。

烫伤方

用冬青叶锅内炒脆，研末，和菜油调敷，愈。

被人咬伤方

龟甲、鳖甲烧灰存性，为末，香油调敷。

又方　山半枝背阴处采取，捣敷绝效，不别药。

又方　捣生栗子敷，每日一换，止痛消肿。①

恶刺入肉方

栗子生嚼，敷之立刻即出。

又方　象牙刮取末，水调敷上亦出。

破伤风奇方

僵蚕末酒服一钱，再用葱调末敷伤处，立效。

治烫火伤法

受伤若饮冷水至死，浸以凉水必烂至骨，并大寒之傅②药，急捣萝卜汁，或童便服之，随用大黄末桐油调敷，或地榆、滑石研敷。若垂危重伤而皮破，急用酒洗，拔毒气外出，不烂皮肉。若真见骨者，用百草霜三钱、轻粉一钱五分，为末，香油调搽。

---

① 捣生栗子敷，每日一换，止痛消肿：丙申石印本作"大黄　白蔹　寄奴　各等分为末，麻油调搽七次，神效。"

② 傅：通"敷"。下同。

310

烫火烫疮方①

大黄、白蔹、寄奴各等分为末，麻油调搽七次，神效。

肉刺鸡眼治法

枯矾、黄丹、朴硝各等分，为末搽之，次日浴二三次即愈。

又方　蓖麻子为极细末，敷上一二时，其刺自出，痛即止。

冻坼方

油胭脂烘热，敷之立效。

冻肿方

大黄为末，狗头烧灰，共研细，猪油调搽，湿者干糁之即愈。

杂治诸方②

冻裂方

蒸熟藕捣烂，会之即合。或香油、黄蜡同熬，敷之亦合。

---

① 丙申石印本无以下内容："烫火汤疮方……湿者干糁之即愈。"

② 杂治诸方：癸未本无，据癸未本补。

冻疮方

瓜瓜皮、干茄根煎汤热洗。

抓破面皮方

生姜自然汁调轻粉搽患处，无痕迹。

辟蛊毒方

饮食后咀嚼当归少许，即解。

山行虑迷法

握响虫一枚，于手中则可通。

解蝎子蜇人毒法男左女右，用手指掐卯绞一气念。

唵嗓喇机哆罗沙婆诃，七遍于患处，指掐下移调即愈。

治狐精迷人方

不论男女，即用桐油少许抹龟头并阴户处，抹三五遍即愈。

辟臭虫法

每逢壁除二星值日之日，用砾笔写："除壁将军在此"，不用二人看见即封固，俟遇臭虫时在炕席左右撒放五六封，可避矣。但须衣冠焚香，默封不许四眼看见，写时口念："壁虱远避急急如律令。"

治崔粪衣方

用朱笔写"凤"字于污处，可避诸秽，并取七家茶叶泡茶一碗，一气饮之。

治鱼骨梗人法

即在所食之饭上手书一"龙"字，吃下压之即愈。

治鸡骨梗人法

即在所食之饭上手书一"凤"字，吃下压之即愈。

治凡溺水及金屑方

鸭血灌之即瘥。

治骨鲠谷芒方

骨鲠用犬涎，谷芒用鹅涎，灌之即愈。

治菌毒法

本草注掘地，以冷水搅浑，少顷取饮，谓之地浆，可疗诸菌之毒。

又方　金银花啖之即愈，又名鸳鸯草，藤蔓而生，黄白花对开，故名。治痈疽肿毒尤妙，或服或敷皆效。

文昌经治疫鬼法

疫鬼名元伯，盖听　帝君约束，但有帝君经号在门香供者即不敢入。每凡人家刻一经条似封条样，上写：玉清女昌大洞仙经，取道士印钤于上，贴病人家门。上

香供，病者即愈，未病者不染疫疠，胜行印刷，济世活
人功德。

治蜈蚣入腹方

一人夜吹火，有蜈蚣在吹筒中，惊窜入喉，渐下胸
膈，用生鸡血灌之，更饮菜油盏许，以蜈蚣畏油故也。
遂恶心，蜈蚣并油血吐出，再服雄黄水俱安。

又方　服生鸡子数枚。取其白啜之，复啜生油，须臾大吐，
医多奇效。

蜈蚣蜇伤人方

取灰苋叶擦之，其痛即止。

蚰蜒人耳方

用猫尿灌之立出。取猫尿，用生姜擦猫鼻或耳即得。
又方　用熟鸡一盘，其气薰入，从鼻中出即愈。

愈骨鲠咒

凡骨鲠者，用碗水虚空以手指写："天上金鸡叫，地
下草鸡啼，两鸡并一鸡，九龙下海，喉咙化为沧海。"二
十五字，口诵七遍，饮此水愈。

又骨鲠法

书："鸟飞龙下鱼化丹丘①"八字亦佳，试之果效。

———————

① 丘：丙申石印本作"蚯"。

治烫火咒

俚巫蹈烫火者，多持咒语，其咒曰："龙树王如来授吾行持北方壬癸禁火大法。龙树王如来，吾是北方壬癸水，收斩天下火星辰，必降。急急如律令。"咒毕手握真武印吹之，用少许冷水洗，虽火烧坏，或疮，亦可疗，为人拯治辄效。

治疟鬼咒

一日疟，烟迦醯迦；二日疟，坠地药迦；三日疟，怛唎帝药迦；四日疟者，特托迦。不计数，不住口，持一昼夜，疟鬼远避一由旬。

又方　人识人星可免疟，昔文潞公花押能愈疟，公女尝拣收以疗人。

又法　人诵少陵"子璋髑髅血糢糊，手提掷还崔大夫"句，疟亦顿愈。

又方　悬干蟹门画狮皆愈疟甚多。

又方　朱书："江西人讨木头钱要紧要紧"十一字，摺之系于患疟人之臂，嘱勿开看，亦愈。

治腋气方昔叶天方平生苦此疾，因得此方，用一次遂绝根。

用蒸饼一枚，劈作两片，糁密陀僧细末一钱许，急挟在腋下，略睡少时，候冷弃之，如一腋止用蒸饼一半，即去其病气耳。

吞针入腹治方

用蚕豆、韭菜同煮食，其针自大便同出，效。

又方　用栎炭末三钱，井水调服即下，并以磁石置肛门外引下。

疗酒醉不醒方

取蚕豆苗油盐炒熟，煮汤灌之效。

误吞铜钱方

用荸荠生研汁，细细饮之，化为水，效。

四治汤

白沙糖五钱，用生姜汤调服　伤食用山楂汤服　伤热新汲水调服　妇女血崩百草霜调服

香茶饼方

沉香一钱　白檀一两　甘草五钱　麝香五分　冰片三分粘米饮丸如黍米大，噙化，邪气不入。

眉毛不生方

芥子、半夏等分为末，生姜自然汁调搽即生。

治骨鲠方

椿树子阴干，半碗捣碎，热酒冲服，良久，连骨吐出也。

一治蛇咬神方

远远扎紧伤处上下，随浸粪缸内，食蒜饮酒令饱，免毒气攻心，更捣蒜搽在患处，加艾灸之。兼治百虫毒，服药后扎者以免溃烂。

治犬咬方

杏仁　甘草少加　乳香　没药等分为末，搽患处，服亦可。

辟蛇虫妙方

白芷、雄黄共为末，烧之即遁去，迟去则蛇虫即死于道中。

衣香方

零零香五钱　干松五钱　白芨五钱　木香一钱　麝香一分　冰片一分

共为细末，袋装，置衣箱内，至妙。

又方　相思子治脏腑及皮肤诸虫，又黄树根功同苦楝杀虫。

治腹中虫痛方

用薏苡根煎水服之。

擦汗斑手巾奇方

密陀僧　白附子　硫磺各三钱　麝香一分

共研细末，用鸡清搅匀，摊手巾上凉干，候有汗时

317

擦之，七日不可洗浴，忌羊鹅。

治蚰蜒入耳妙方

蚯蚓入葱筒之内，少加盐即化成水，点之蚰亦化水。

肥皂丸

癣风酒刺雀斑方，皂刺甘松山奈藏，附子豆粉樟木脑，白芷蜜陀楮寔详。

皂角　干松　白芷各二钱　密陀僧　白附　朝脑　山奈各一钱　楮实子　绿豆粉各三钱

上为细末，用去净皮弦肥皂一斤搋匀，洗搽患上，日久自效。

五香散

治体气，一名胡臭。

沉香　檀香　木香　零零香各二钱　麝香三分

各为细末，每用五厘，吐津调搽掖下，三日一次，或香油末绢袋盛贮粘放两腋下，亦效。

面上黑点奇方

僵蚕　牵牛蜜调搽用，此令人面色好。

治鼻蛇方

鼻蛇草一口、雄黄六钱、艾一把、血余数条，同草纸包捲作筒，将患处熏二三次即愈。

治目蛇方

小蚯蚓七条　新瓦焙干胡椒七粒

共为末，用菜油调，灯火熬熟，又用鸡毛搽之即好。

治人面生黑点醜陋不堪者偏方

羯羊胫骨焙为末，用鸡子清和敷，且以白米泔洗之，三日即愈。

治秃方

鸡粪白秃甜瓜蔓，连蒂不拘多少，以水浸一夜，砂锅熬取苦汁，去滓再熬，如饧盛收，每剃去疮痂，洗净，以膏一盏，加半夏末二钱、姜汁一匙、狗胆汁一枚，和匀涂之，不过三，上忌食动风之物。

腋气俗名猪口臭是也。因有内滞，食肉肉则不能全化，积而为臭，穿孔出之，一年不食猪肉即淡，三年不食其臭永绝，屡试屡验。

又方　石录三钱　轻粉一钱　浓醋调涂，五次断根。

岁时杂记云

共工氏有不才子，以冬至日死，为疫鬼畏赤小豆，故赤小豆作粥，于是日厌之。

又十二月二十五日，夜煮赤豆粥，大小人口皆食之，在外之人亦留分以俟其归，谓之口漱粥，亦驱瘟鬼之意。

治蛇咬方

五灵脂　白芷　贝母各五钱

为末，每服二钱，热酒送下，愈。

又方　灵脂五钱，雄黄五钱，共为末，酒调下，渣敷患处。治蛇伤效。

又方　用山藤，即针包滕，捣汁，酒冲服，饮醉出汗即愈。

又方　白芷四钱，雄黄二钱，乳香、没药各二钱，为末，搽之亦可。

治鼻虫薰方

雄黄　朱砂　白布尖　荆芥　细辛各三钱　鳖壳一两
艾一两　菖蒲根一两　土别①子十个

共为细末，每用五钱，炭火上烧薰之，三日除洗。

诸虫论②

人身脏腑中各有虫，其名有九，惟寸白虫③，一名蛔虫，出于脾胃，由饮食不节而生，小儿最多。有此则面黄腹大，馋口爱食，变成诸疳。至若痨瘵蛊毒，则其甚者也。其他臁疮疽癣，则又皮肤之虫矣。

追虫散

苦楝根削去外苦皮，晒干，每服入黑豆二十粒，水煎服，入砂糖三钱，调末服亦好。宜早晨服，虫头朝上

---

① 别：通"鳖"。
② 诸虫论：丙申石印本作"诸虫各论"。
③ 寸白虫：寸白虫是绦虫，不是蛔虫。

之故。

寸白蛕虫

石榴东行根水煮，五更温服，至明早即下尽诸虫，至妙。

又方　苦楝根削自然汁熬汤酌[①]量饮之，其虫自下。

噙药方

薄荷三两，另研极细末　　硼砂　雄黄各五钱　　儿茶三钱　冰片五分　真青黛一钱

共为细末，生蜜调和，贮罐，不可泄气。临用丸如黄豆大，小儿减半，临卧一丸，半夜一丸，甚者三丸噙在口内，待药自化咽下，切勿以汤水送之，禁忌如前。

脱颏方

起于肾肺虚损、元神不足，或笑谈高兴，忘倦一时，元气不能接续所致。患者平身正坐，令人以两手托住下颏，向脑后送上关窍，随用绢条兜颏于顶上，须避风速服煎剂，不然风邪外受，必致痰涎壅盛、口眼歪斜而风中脏腑，十无一瘳矣。

附子泡去皮脐，六分　僵蚕酒炒　当归各二钱　人参　半夏　白术　茯苓各钱半　天麻火煨　陈皮各一钱　甘草三分　川芎八分

加灯草四十根、生姜三片，煎服。

---

① 然汁熬汤酌：原作"粗皮兼汤"，据丙申石印本改。

落下颏不能收上，用南星末姜汁调涂两颊，一夜即上。①

诸骨哽喉方②

白饴糖切如枣栗大，吞之立下。

又方　威灵仙、饴糖各五钱，酒水各一碗，煎服亦效。

又方　老醋一碗，锅内慢火煎至半干可丸，取起搓圆如弹子大，含口内少顷，骨软自下。妙在醋能酸软其骨，煮干则不伤人也。

又方　沙糖一匙，铜青末半匙，和匀，滴麻油一二点，同茶调下，即吐出原物。如不吐，令患人两手伏地，用清水一盘，以鸡鹅翎搅喉中，便吐盘内。

又方　皂角为末，吹入鼻中，取嚏即出。

诸骨哽方

狗涎吞之即化。

鱼骨哽方

独头蒜塞鼻中自出。

又方　橄榄含津咽之，或用鹿角剉屑含津咽之。如七日不出，烧鲤鱼鳞皮以水服之。

---

①　诸虫各论……一夜即上：丙申石印本此段位于下"铁布衫丸方"上。

②　诸骨哽喉方：丙申石印本作"骨哽方"。

鸡骨哽方

旧靴皮烧灰服之，或用玉簪花根吞之。

又方　甘草二钱　威灵仙五钱　宿砂三钱　水二碗，煎八分，入口噙嗽，过喉呵气即愈。

鸡鱼骨哽方

苎麻根捣汁，灌下即化。

又方　用苎麻根捣碎，丸如龙眼大，鱼骨鱼汤下，立愈。

治谷哽方

鹅涎化之。

稻芒入口方

以鹅鸭涎灌之，或以白饴糖食①之，皆妙。

误吞木屑梗喉不下方

铁斧磨水灌之。

误吞铜钱方

食荸荠、核桃化之。

误吞铁物方

烧红栗炭，带红即研细末，沙糖调服，三钱立愈。

---

① 食：丙申石印本作"灌"。

小儿误吞针方

将半生半熟出芽蚕豆捣烂，用韭菜汁为丸，吞下。

又方　虾蟆眼一只，木通汤吞下，其针即穿于眼内，从大便而出。

误吞铁骨之类肠中不能转送觉堕者方

多食青菜、猪脂，自然送入大肠，与粪同出。

又方　误吞铜铁，用坚炭为末，熟猪油调服二三钱即出。

闻香治病紫阳真人塞鼻丹治诸般百病，以塞鼻，男左女右为始。

沉木乳代三味香，牙皂莐澄同良姜，官桂细辛各等分①，巴豆川乌与麝香，朱砂明雄都一般，血竭卤砂共枣稜，丸成一粒指顶大，塞鼻吸气病逐床，心痛指疼塞鼻孔，绞肠沙气鼻闻香，水泻痢疾都令住，牙疼见了笑一场，赤白带下全可用，浑身疼痛不须忙，劝君身边带一粒，世上救人福寿长。

铁布衫丸方

铁布衫丸乳没归，地龙苏木自然随，木鳖再加无名异，救尽人间苦杖危。

自然铜煅红，醋浸七次　当归酒洗，捣膏　无名异洗去净

---

① 等分：原作"一等"，据丙申石印本改。

土　木鳖子香油搽壳上灰焙，用肉　乳香　没药　苏木　地龙去土，晒干

上八味为细末，炼蜜和丸，如鸡头实大，每服三丸，预用白汤送下，纵然非刑拷打，可保无虞。

健步要脚方

细辛　白芷　防风　草乌

各等分，为末，纸包放鞋①底上，行动足热，药力通涌泉穴，是以步履轻捷如飞，并不生泡，行远者宜依此法，妙极。

癣疥诸方

治紫云风癣神方

大枫子要肥大者六十粒　川椒一钱半　樟脑五钱　明矾四钱　轻粉二钱　冰片五分　水银五分

腊猪油打丸，先用穿山甲刮去浮皮，独脚苦菜根打碎，用绢盛之，浸滴花烧酒擦之，后上药。

遍身皮肤风痒立效方

僵蚕一钱、薄荷一钱，共为末，酒冲服，止痒为度。

---

① 鞋：原作"于"，据丙申石印本改。

治鹅掌癣风方

用全蝎一条，去头足，一钱，炒香，不可太枯，胆矾三厘，上二味共为末，听用，先将葱白、防风、瓦松、马齿苋、金银花各等分，煎汤薰洗，后用前药末桐油调搽，火上焙干，重者三次、轻者一二次除根。

祛风换肌丸

治白癜风及紫白癜风、顽癣顽风、湿热疮疥，一切诸般风症，搔痒无度，日久不绝，愈之复发。宜服：

威灵仙　石菖蒲　何首乌　苦参　牛膝　苍术　天花粉各等分　甘草　川芎　当归减半并服

好酒下。外用蛇床子、夏枯草煎汤，洗数次，风块即退。

顽癣必效方

大枫子去皮取仁，七枚　胡桃去皮取瓤，三枚　水银二小包

共捣烂，用夏布扎阄频擦，落渣另存，频抹癣上，立止痛痒，神效且不再发。

治大麻疯醉仙丸

胡麻仁　牛蒡子　蔓荆子　枸杞子各五钱，炒黄色防风　瓜蒌根　白蒺藜　苦参各五钱

共为末，每药一两五钱，入轻粉二钱，拌匀。大人每用一钱，空心日午临卧茶汤调下三服，服后五七日，

326

先于牙缝内出臭涎水，浑身觉疼，昏闷如醉，利下臭尿为度。量病大小虚实加减与之，症候急而重者，先以再造散下之，俟补养得还复，再与此药吃。须断盐、酱、醋诸物，鱼腥、椒料、水果、煨烧、煿炙，及茄子等物，只宜淡粥淡菜，并乌梢菜花蛇淡酒煮饮，以助药力。

再造丸

治大麻风急症。

锦交大黄一两　皂角刺一两五钱，要独生，经年久者佳
郁金五钱，生用　白牵牛头末六钱五分，半生半炒

为细末，每服二钱，临睡冷酒调服，或日未出面东服，以净桶伺候出虫，如虫黑色是多年至，赤色方为净尽，三四日又进一服，直候无虫则绝根矣。后用通圣散调理，可用三棱针刺委中穴，出血，终身不得食牛、马、驴、骡等肉，大忌房事，犯者不救。

白癜风

硫磺　密陀僧
为末，姜汁调搽。
歌曰：白癜紫癜一般风，雄黄朱砂等分同，茄蒂端来擦患处，不消三日有神功，白加蛇蜕同来助[①]，管教前患永无踪。

---

① 助：原无，据丙申石印本补。

紫云风

甘草一两　川乌姜汁炒　草乌黑豆炒,待豆熟,去豆用　防已各五钱　牛膝七钱,炒干　羌活上部用　独活下部用　川芎　白芷　马兜铃炒,各四钱

共为末,每服七分。

消风散

治风湿浸淫血脉,致生疮疥,搔痒不绝,大人小人风热瘾疹遍身,血热斑点似乎雪片,乍有乍无,并皆治之,立效。

当归　防风　知母　胡麻　苍术　生地　蝉蜕　苦参　荆芥　石膏　牛蒡子各一钱　甘草　木通各五分

水二钟,煎八分,渣钟半,煎六分,食远服愈。

鹅掌风神效方

鹅掌风由手阳明胃经火热血燥,外受寒凉所凝。致皮肤枯槁,又或时疮余毒未尽,亦能致此。初起紫斑白黑,久则皮肤枯厚,破裂不已,二矾汤薰洗即愈。

二矾汤中白皂矾,儿茶柏叶在其间,先薰后洗油见照,鹅掌疯顽愈不难。

治鹅掌风皮肤枯厚、破裂作痛,宜用此汤薰,轻不宜,越重越效。

白矾四两　皂矾四两　儿茶五钱　侧柏叶半斤

此四味药用水十碗,煎数滚候用,先将桐油搽抹患上,以桐油蘸纸拈燃烟薰患处,久之方将前汤乘滚着净

桶内，将手架上，用布盖，以热汤薰之，勿令泄气，待微热倾入盆内，蘸洗良久，一次即愈，七日忌汤水，不再发。

治疮疥沙疥水疥诸般毒疥经验神效方

当归二钱　生地二钱　牛蒡子二钱五分，土炒　蝉蜕一钱，去足翘　知母一钱，炒　苦参一钱　胡麻一钱　荆芥八分　苍术钱半，土炒　石膏一钱五分，煅　木通八分　甘草六分

水二碗，煎八分，温服，渣次早再煎，服四剂。

搽疥疮、烂疥，先服前药，后搽此丹，立效。

樟脑　轻粉　川椒去甘，研末　枯矾　水银　雄黄各一钱　枫子肉四十枚，要大者佳，去油用

共捣烂，搽之立效，若加胡桃三四个同捣亦好。

雄黄散

治大麻风须发眉毛脱落作痒，此药搽之。

雄黄　硫磺　凤凰皮即鸡蛋壳，烧黄存性，各五钱　滑石一两　穿山甲十片，炒黄

共为细末，用半油核桃肉一两，捣烂，同公猪胆汁一个，同前药和匀，用青纱包药擦之，日用三次，其须渐生如旧。

如神散

治牛皮癣奇效方。

全蝎四个　斑蝥三个　砒霜三钱　银硝二钱　皮烟一钱

共为细末，香油调涂，神效。

顽癣浮萍丸

紫背浮萍　苍术　苍耳草各二钱　苦参四两　黄芩
僵蚕各一两　钩藤一两五钱　豨莶草二两,酒蒸

上为末，酒糊丸，白滚汤送下，每服二钱，随病上
下服。

当归饮

治诸血燥、皮肤作痒，以及风热疮疥瘙痒，或作疼
痛即效①。

当归　川芎　白芷　防风　白蒺藜　何首乌各一钱
黄芪　甘草各五分

水二钟，煎八分，食远服。

紫黑癜风仙方

专治皮厚一二指，痒冽痛苦不堪者。
黑附子　雄黄二味等分为末
用茄蒂蘸搽，黑用紫茄，紫用白茄，搽之神效。
治皮内发痒，痒则刺心，抓烂不能已者。此方神效。
用桐油不拘多少，入灯盏内熬滚，入白矾少许，候
冷搽于痒处，用白布包裹，一次即止。

阴痒方

鸡肉纳于阴，虫尽出即止。

---

① 疼痛即效：原作"即效疼痛"，据丙申石印本改。

顽癣必效方

多年顽癣，诸药薰擦不效，用之即愈。

川槿皮四两　轻粉　雄黄各四钱　百药煎四饼　斑蝥一钱，另用　巴豆一钱五分，去油　大黄二两　海桐皮二两

共为末，阴阳水调，抓损敷患处，必待自落，效。

膏药方类

真人封脐保①真膏

此膏能镇玉池，存精不湛②，龟旺不困，血脉流通，能致强壮，返老还童，补助元气，御鼎不泄，泄则有孕矣。

谷精草一两　天门冬去心　牛膝酒浸　蛇床子炼净　熟地酒浸　远志　生地酒浸　官桂去皮　木鳖③子去壳　附子泡去脐　菟丝子酒浸　鹿茸酒浸　杏仁去皮尖　甘草二两　虎胫骨　肉豆蔻酒浸，面煨　肉苁蓉酒浸　紫稍花　川断续以上各六钱　好人参二两

上二十一味切咀，用真麻油三斤贮瓷器内，春七日、夏五日、冬十日、秋七日，用铜锅文武火熬枯黑，去渣再熬至滴水成珠，方下飞过黄丹十九两三钱、制过松香

---

① 脐保：原作"贴何"，据丙申石印本改。

② 湛：原作"汇成"，据丙申石印本改。

③ 鳖：原作"别"，径改。

九两六钱，用槐柳枝搅至滴水成珠，离火候温，方下细药雄黄、龙骨、赤石脂、蟾酥、木香、阳起石、白芷、母丁香、沉香、硫磺、乳香、没药以上四钱，麝香三钱，黄精一两，搅极匀，贮磁器内，封固，埋土七日去火毒，取出用红缎摊贴脐上，每张可贴五六日。此膏能添精补髓、助元不走、润皮肤、壮筋骨，腰腿疼痛、下元虚损、五劳七伤、半身不遂、膀胱冷气、小肠疝气、多年患阳不举、脚腿酥麻，如常贴之，百痛消散；又治妇女常淋血崩、疮毒，无有不效。此膏与八十老翁贴至二十余日，能身体壮健、步履如飞便捷。此方得之祈州李太尹，真妙良方也。

诗曰：灵龟衰老最难全，好把丹书仔细看，能助凡脂超人圣，接诵残躯再少年，虽然不到天仙位，却在人间作地仙。

固精种子膏

韭子三两　葱子三两　徐瓜子仁二两　大附子一两　肉桂一两

上用香油一斤，将前药入油内浸三日，慢熬焦色，去渣再熬，下黄丹六两熬成膏，加松香四两，离火，加硫磺二两、朝脑五钱、血竭一钱、龙骨五钱、麝香五分，研细末入膏，搅匀，瓷罐收贮，以狗皮摊贴脐上，精固而阳不泄，遇交揭膏，一交必泄，即成脂矣。亦治妇人带下、经脉不调、赤白带下，皆效。

332

万病无忧膏

川乌　草乌　大黄各六钱　当归　白芷　连翘　白蔹
白及　木鳖　官桂各六分　苦参　皂角各五钱　枣槐柳柏
楝枝

上药切片，真香油二斤，入前药于内，春三、夏五、
秋七、冬十日用，熬至焦色，去药不用，将油再熬，滴
水成珠，再陆续下飞丹，要飞过黄丹炒紫十二两，用槐
条不住手搅匀，滴入水中，不粘手为度，离火凉温，再
下乳香没药各四钱，搅匀，瓷罐收贮，去火毒，过七日摊
用此膏。

治风寒湿气所浸，铁打损伤闪腰剉气，心腹疼痛，
或疔癞疮初发者即消，已成者拔毒，及气喘咳嗽、水泻
痢疾者贴脐上，头眼疼贴太阳穴，立效。

异傅涌泉膏药方

治男妇诸虚，百病伤损，五劳七伤，男子梦遗、下
淋、阳痿不举、精寒无子，妇人赤白带下、月候不调、
子宫虚冷等症，验效如神，珍之宝之。

淫羊藿剪去前廷，好酒酿浸，晒干　菟丝子酒浸五日，捣
烂，晒干　牛膝去芦，酒洗，晒干　甘草　锁阳酒浸润软，切
片，晒干　甘遂　杜仲去皮，酒浸，面粉炒，切片，晒干　覆盆
子酒洗，晒干，去蒂　血余洗净，晒干　破故纸盐水浸，晒干，
炒焦　急性子即凤仙苍子，河水洗，晒干，炒焦　金樱子打破，
酒浸，十二味各二两　黄蜡七两　黄丹飞净，二斤半　真小香

油五斤　槐枝　柳枝各五钱

上用大铜锅，入前药十四味，油浸七日夜，徐徐下丹蜡，以槐柳枝搅不住手，滴水成珠，离火再搅，去尽烟，稍温热之时方。

下灵药

灵药不可近火，若由火猛则灵药之气走散，灵药则无用矣。搅极匀成膏，倾大瓷罐内封固，埋土中七日去火气，用时不见火，以瓦碗水煮摊细布上，或用刀切细布上，于热茶壶中熨软摊开亦可。男子贴涌泉穴并腰眼，妇人贴丹田，贴药处先将生姜擦过，然后贴上。

灵药方

明雄黄四两　大辰砂一两　珍珠煅,二钱　枯白矾一两
火硝一两　阳起石一两　水银八钱

要打一熟铁罐，厚三分，高五寸五分，圆径二寸六分，长圆桶形，盖凹面，无丝毫渗漏，不泄气，方可安用，先将明雄黄四两研末，入罐内盖好，用煎银罐捣末，和食盐末为泥，将罐盖缝封固，不令走气，用铁丝将罐兜底缠住，上作提梁便手拿，放盖凹处贮清水以着火候，周围用无烟柴炭火炼之，若火小则不能升起，火大则罐烧着药不能成，须火候得法，则罐色黄，精气上升凝结罐盖之底，自早至暮方可升完，冷定打开，去渣不用，盖底结结者足一两，和前药听用。

乾坤一气膏

专治疮疾，勿论新久，立效。又治诸风瘫痪，湿痰流注，各样恶疮，百般怪症，男子夜梦遗精，妇人赤白带下，男女精寒血冷、久无子息者，并皆贴之，神效莫比，诚良方也。

当归　白附子　赤芍　白芷　生地　熟地　穿山甲　木鳖肉　巴豆仁　蓖麻仁　三棱　蓬莪术　五灵脂　断续　肉桂　元参各一两　乳香　没药各一两二钱　麝香三钱　真阿魏二两，切片用

上咀片，用香油五斤存，下乳、没、麝、阿四味，余皆入油浸，春三、夏五、秋七、冬十日毕，桑柴火熬至药枯，细绢滤清，每净油一斤，入飞丹十二两，将油入锅内下丹，槐枝搅搂，其膏俟成，端下锅来，用木盆坐稳，渐下阿魏片，泛化已尽，方下乳、没、麝香，再搅匀，乘热倾入瓷罐内，分三处盛之，临用汤中顿化。痞病红缎摊贴，余病绫绢俱可摊之，有肿者患处贴之，男子遗精、妇人白带俱贴丹田，诸疯瘫痪俱贴肾俞穴，并效。

如意膏

此膏固精壮阳，并治筋骨疼痛、妇人月经不调、赤白带下。

一真香油四斤
二甘草二两

三粗药十九味下油

附子　木鳖　天门冬　肉苁蓉　熟地　蛤蚧　麦冬　蛇床子　牛膝　川断续　远志　菟丝子　鹿茸　谷精草　生地　紫稍花　人参　虎胫骨以上各二两下油

四杏仁仁去皮尖　官桂　肉豆蔻各一两

五黄香二两　黄丹飞过，十九两，研，炒

六黄硫磺　赤石指各一钱，火煅醋淬七次

七乳香　沉香　木香　没药各三钱

八紫河车一个，洗净，下油　鸦片　蟾酥　阳起石各一钱五分，火煅醋七次

九黄蜡二两

十元参　破故纸①　母丁香各五钱

上膏熬成，用红布②摊封脐上③，六十一日换，妙不可言。

金不换神仙膏

专治男妇小儿，不分远年近日，五劳七伤，咳嗽痰④喘急，左瘫右痪⑤，手足麻木，遍身筋骨疼痛，腰脚软弱，偏正头风，心气疼痛，小肠疝气，跌打损伤，伤寒寒湿，脚气疟痢，走气痞块，男子遗精、白浊，妇人

---

① 纸：原作"子"，据丙申石印本改。
② 红布：原作"色"，据丙申石印本改。
③ 上：原无，据丙申石印本补。
④ 痰：原作"唊"，据丙申石印本改。
⑤ 痪：原作"换"，据文义改。

赤白带下、月经不调、血崩；兼治无名肿毒，瘰疬①臁疮，误服轻粉致伤，筋骨疼痛，变为恶疮，大如盘，或流黄水，或流浓血，遍身息烂不能动履者。贴此膏永不再发，臌胀贴此膏亦愈。

川芎　白芷　生地　熟地黄　当归　白术　苍术　陈皮　五加皮　香附　枳壳　金银花　乌药　半夏　青皮　细辛　知母　贝母　杏仁　桑白皮　黄连　黄芩　黄柏　栀子　大黄　柴胡　薄荷　赤芍　木通　桃仁　白蒺藜　元参　猪苓　威灵仙　泽泻　桔梗　前胡　升麻　麻黄　川牛膝　杜仲　山药　远志　续断　良姜　何首乌　甘草　连翘　蒿本　茵陈　地榆　防风　荆芥　羌活　独活　苦参　僵蚕　天麻　南星　川乌　草乌　白藓皮　青枫藤　蜈蚣二十条　益母草　两头尖　五倍子　大枫子　巴豆　穿山甲　芫花　苍耳头七个　桃柳榆槐桑楝楮枝各三十枝

上药共七十二味，每一味用五钱，各要切为咀片，用芝麻油十二斤，浸药在内，夏浸二日，冬浸半月方可，前药黑枯色为度，用麻布一片滤去渣，将油再秤，如油十斤，加飞过黄丹五斤，如油八斤，加黄丹四斤，以微火再熬，滴水成珠为度，药成时去火候冷，加细药搅合极匀。

细药开后：

乳香　没药　血竭　轻粉　朝脑　片脑　麝香　龙

_____

① 疬：原作“历”，据文义改。

骨　赤脂　海螵蛸

上细药十味，每味各三钱，成时罐^①器收藏任用。

凡五劳七伤，遍身筋骨疼痛，腰脚软弱。贴两膏肓、两肾俞、两三里穴。

凡痰喘气急，咳嗽。贴肺俞穴、华盖穴、膻中穴。

凡左瘫右痪，手足麻木。贴两肩井、两曲池穴。

凡男子便精便浊，妇人赤白带下、月经不调、血山崩漏。贴两阴交、关元穴。

凡赤白痢疾。贴丹田穴、关元穴。

凡疟疾。男子贴左肾、女子贴右肾。

凡腰疼。贴命门穴。

凡小肠疝气。贴膀胱穴。

凡寒湿脚气。贴两三里穴。

凡偏正头风。贴风门穴。

凡走气。贴两章门穴。

凡心气疼痛。贴中腕穴。

凡一切无名肿毒、瘰疬㿉疮、杨梅顽疮、跌打损伤、痞块，不必寻穴，贴患处即愈。

肾俞穴与脐平，两膀三寸，贴在身后。曲池在肘后曲肘。章门穴在脐上二寸，两傍各八寸。命门膀胱在后膀下腰眼。中腕穴在脐上四寸，心口。膻中穴在正中，两乳平。风门穴在推傍各二寸。肩井穴在缺盆上，大骨前一寸半。关元穴在膀下三寸，同丹山穴。三里穴在膝

---

①　罐：丙申石印本作"磁"。

盖下三寸。膏肓穴在五椎下，两傍各三寸。三阴穴在踝上，除踝三寸。此药按诸症贴之神效，惟忌孕妇勿用，贴时勿令见火，以热手摊之自软。

药酒诸方

史国公药酒方

元臣史天泽有云，臣谨沐圣恩，叨居相职，节宣不谨，遂染风疾，半体偏枯，手足拘挛，不堪行步。医治十年，全无寸效。乞骸归里，广访名医。至元十七年三月中，驿道获异人，面臣疾，传以神方，大臻灵验，臣依浸酒。未服之先，非人扶不能起；及饮一升，便手能梳头；二升，手足屈伸有力；服三升，言语舒畅、行步如故；服四升，肢体通暖、百节遂和、举步如飞，其效如神。乞颁行天下，黎元咸臻寿域，治亿万人之灾咎，胜无量之功德，岂不美哉？

防风去芦，二两，治四肢骨节　秦艽去芦，二两，治四肢拘急、言语蹇涩　萆薢二两，炙酥，治骨节疼痛　当归三两，补血生血　川牛膝去芦，一两，治手足麻痹、腰膝疼痛，补精髓，行血脉　虎胫骨二两，炙酥，退骨节中毒，壮筋骨　鳖甲二两，九肋者佳，治瘫痪　苍耳子四两，槌碎，去风湿骨节顽麻　晚蚕沙二两，炒黄色，治瘫痪、百节不遂、皮肉顽麻　羌活二两，治风湿百节疼痛　枸杞子炒，五两，治五脏风邪，补肾肝，明目　油松节二两，槌碎，壮筋节　干茄根八两，饭上蒸熟，治诸毒气、风湿在

诸骨，不能屈伸　杜仲三两，姜汁拌炒，去丝，补腰膝　白术二两，去芦，土炒，补肾胃

上各咬咀，盛布袋中，投大坛内，入好酒三十五斤，封坛口，浸十四日满，将坛入汤锅蒸煮三个时辰，取坛入土内埋三日，去火气，如不埋，放过一月有余，然后服之，火气自然而出，每日清晨与午后各服五七钟，大有补益，胜于服他药也。

八珍油酒奇方

此方生血固精、舒筋健步、延年益寿、气体充实、反老为少，其功力诚难尽述，宜修和之。

当归　生地　五加皮　核桃肉　红枣肉　黑豆　枸杞　龙眼肉

好白酒三十斤，浸煮三桂香为度，随意饮之。

法制药酒妙方

山西太原府杨良夫传。

红栀子三钱　红花三钱　大茴香一钱　香白芷三钱　丁香一钱　木香三钱　檀香三钱　熟地一两　甘草一两　砂仁三钱　干松一钱　三奈二钱　当归二钱

上共为细末，炼蜜为锭，重二三钱，用白酒一斤，入药一锭，化开随意饮之为妙。或用白酒二十四斤、黄酒五斤，共药入坛内，煮三柱香，加炼蜜三斤，堆好埋土内三日去火气，取①出随饮极妙。

---

① 取：原作"去"，据丙申石印本改。

340

药酒奇方

当归一钱　川芎一钱　朱石子一钱　茺蔚子一钱　北五味八粒　枸杞八分　白菊一钱　木贼一钱　女贞子一钱　粉草五分　酸枣仁八分　柏子仁一钱　谷精草一钱

上用黄酒二斤，煎服妙，或用水煎亦可。

秘传药酒妙方

沉香二钱　木香一钱　檀香一钱　丁香二钱　川芎二钱甘草二钱　砂仁二钱　官桂一钱　陈皮　莲蕊　生地　熟地　白术　当归　人参以上各五分　桃仁一钱　枣仁十五斤

上为片，绢袋盛，用好酒药浸，封口，悬煮三炷香，取起埋地七日去火气。早晚饮二三杯甚好。

应效药酒方

专治一切风气、跌打损伤、寒湿疝气，移伤定痛，顷刻奏功，即沉疴久病无见效者，若饮中醉辄不痛，气滞血滞即消，善通经络，破坚开滞，立见痛止，早晚午日三饮。

荆芥皮一两　牡丹皮一两　五加皮一两　郁金一两　玄胡索一两　川芎一两　乌药一两　肉桂五钱　羊踯躅五钱木香五钱　羌活五钱　血见愁五钱

上药共为细片粗末，用袋盛之，上好烧酒①一坛，悬煮三炷香，放上三宿，去火气，分作数瓶，早晚饮之，

———————

① 酒：原无，据丙申石印本补。

不可大醉。酒方以灵品为贵，此方甚简，惟以活血即可以止痛，盖痛则不通、通则不痛，如此应效也。

补益一杯春

肉苁蓉五钱，去甲，酒浸　阿芙蓉二钱　雄蚕蛾二十个 韭子五钱，炒黄色　蛇床子三钱五分　公海马一个　海螵蛸一钱五分　石燕子一对　母丁香一钱　甘草一钱

上为粗片，用上好黄酒十斤入瓷罐内，煮五炷香，取出，埋土内，出大毒，临服饮一小盅，预先将皮硝水与红枣放下，事毕不眠，服枣一枚即解，不可多饮。

长沙老人药酒方

固本延龄，壮元孕子，去痰化湿却病。

人参五钱　川芎五钱，炒　白芍一两，炒　天冬一两，去心　草薢五钱，酥炙　秦艽五钱　薏仁一两，炒　杜仲五钱 当归一两，炒　山药一两，炒　羌活五钱　麦冬一两，去心 灵仙一两　防风五钱　防己五钱　独活五钱　砂仁五钱，打碎 鹿茸五钱，酥炙　蕲蛇五钱，酥炙，去首刺，用净肉　白术一两，微炒　甘草五钱　生地黄五钱　五加皮五钱　官肉桂三钱，水泡　大茴香三钱，去梗　淫羊藿五钱，前边乳浸　茅苍术五钱，米泔水浸炒　熟地黄一两　何首乌一两，蒸制　肉苁蓉五钱，鳞甲面炒　橘红丝五钱　虎胫骨一对，酥炙　宣木瓜五钱　广木香三钱　桑寄生五钱　白茯苓五钱　明天麻五钱 海沉香三钱　小丁香三钱　苏合油一斤　白蜂蜜一斤　核桃仁一斤　红枣肉一斤

342

上用烧酒三十斤、白酒二十斤，同药入坛内，封口，浸数日取出。

药酒治各种疯气方

羌活二两　秦艽二两　虎胫骨四两　牛膝四两，炒黄，去刺，捣碎　枸杞子五两，制　白茄根八两，净洁，饭上蒸熟　五加皮二两，酒洗　鳖甲一个

瓦上火炙为末，用老酒一斗，浸半月即可用，不必再蒸。

种子兴阳方

男女阳痿不生，用露天蜂房不拘多少，烧灰存性为末，每服二钱，以新汲水送下，可战十女，最为神妙。又阳痿不举、软弱不能入户，以露天蜂房烧灰，临媾精时敷玉柱上，少刻自起。又阳痿不举，入炉自怯，对桃园而不举，举而不能坚入①，久服此药，生心血，壮精种子，晚间每服一贴，内加青盐搅匀。

当归　川芎　熟地　白芍　菟丝子　白茯苓　枸杞　仙茅用豆炒过　淫羊藿羊油炒，以上各一钱　杜仲去丝，五分　韭菜子炒碎，七分　石斛二钱　人参五分　远志甘②草水泡去心，三分

剉片，水、酒各一钟，煎，空心温服，五日一次。若为丸药，久服之更妙。

---

① 入：丙申石印本作"久"。
② 甘：原作"干"，据丙申石印本改。

一治遗精盛汗虚损劳伤等症

取桑蛸炙黄色。如无，桑皮代之亦可。白皮能行肾白，龙骨煅，等分为末，每服二钱，空心盐水送下。

延寿酒

又名瓮头春，修合药味，分两开后。

头红花性温，养心血，除败血，必择头花为佳，拣净用，一斤二钱，绢袋内候用　拣人参润肺气，宁心神，开胃助脾，补气血，止渴生津，用五两为末，候用　淫羊藿益精补肾，兴纯阳，祛风湿，此屯药边茎次俱全剪，剪去净药一斤，洗净，油羊酥制过，入绢袋内贮用，一斤三分　白豆蔻性热，暖脾胃，去皮为末，用五钱，候用五分五厘　杜仲性温，壮筋骨，补肾虚，原而实者，去皮用，童便浸一宿，用面炒断丝，瓷瓦上焙干，以香味为度，研末，一两候用，五厘　沉香性热，降气调中，生精血，补肾气，研末，用五钱，候用一钱　天门冬肥大者佳，酒浸软，去心晒干为末，一两，候用五厘，和脾胃　川花椒红小者为佳，去核焙干为末，候用三①厘　肉苁蓉肥而红色者为佳，用河水洗净，酒浸去甲，晒干，沙锅内焙干为末，一两，候②用三分　丁香色黑者佳，不见火，为末，用五钱，候用七分　补骨脂坚而黑者佳，浸酒一宿，微火焙干为末，一两，候用五厘　甘枸杞去梗拣净，用一两候用，一厘　大附子顶要圆者，重一两数钱为佳，童便浸透，用黑豆煮三炷香为度，晒③

---

① 三：丙申石印本作"五"。
② 候：原作"后"，据文义改。
③ 晒：丙申石印本后有"极"。

干，用五钱，候用一钱二分　宿砂仁姜汁拌炒，为末，用五钱候用，六厘　木香酥不见火为末，用五钱，候用一分　甘草去皮炙佳，为末，用五钱，候用三厘　地骨皮轻白者为佳，蜜水浸一宿，取出晒干为末，用四两三分，候用三厘　熟地黄酒浸煎透，焙干为末，用二两，候用二分　生地黄不见铁器，乳浸焙干为末，用二两，拣黄色坚大沉重润者佳，候用二分　白茯苓黑牛乳浸，晒干为末，二两，候用四分　当归肥壮者佳，酒浸去油，晒干为末，用二两，候①用二分　甘菊花黄者佳，童便浸，晒干为末，用一两，候用一分　白芍药白而肥者佳，为末，用一两，候用五厘　五加皮拣净为末，用一两，候用五厘　白术米泔水浸，晒干②，土炒为末，用四两，候用一分五厘　苍术米泔水浸，晒干为末，用四两，候用五厘　川牛膝去芦，酒浸为末，晒干，用二两，候用五厘

　　上药除羖羊油，共二十七味，计四斤，入好面内拌匀，磨细，外用糯米四斗淘洗净，浸一日一夜，取米出，沥干，将锅水烧滚，上米一层熬透，再上一层，如此蒸完，取出候冷，用淘米水将第三次米浆水极清的水存下二十余斤，入锅内温之，加葱白一斤，切片寸许，入浆内滚三沸，去葱白渣，用净浆，候冷定，和糯米饭内拌匀，加细面曲末四斤、粗麸曲末二斤，用前药末和匀，将淫羊藿、头红花各一斤，绢袋盛之，先置瓮底，安于四角，方将此饭入瓮，拍极结实，中间留一孔穴，看见缸底，上面加甘烧酒十斤盖在饭上，春月三日、夏月一

---

① 候：原作"后"，据丙申石印本改。

② 晒干：原无，据丙申石印本补。

日、秋月二日、冬月四日，后再甘烧酒八十斤，将瓮口做盖，盖住缸口，再用绵纸封固缸口，过二七日开缸，用木耙打三四百下，不可使其有块，以搅匀为主。喜甜酒加小红枣，去核，四斤，再煮糯米稀粥三升入瓮内，又从瓮底打起，至二三百下为主，再过二七日，榨出清酒，入坛封口，将酒坛悬系锅内，放水煮三炷香为度，取起埋于土内，三日去火毒。如秋冬酒则不必煮，过夏酒恐坏酒味则当煮之。每日将此酒随量饮之，不可尽醉。此酒能补气血、壮筋骨、和脾胃、宽胸膈、进饮食、去痰涎、行滞气、消宿酒积食、除寒气风湿、壮阳种子、益寿延年，并治一切腰腿筋骨疼痛，半身不遂，肾虚精滑，小便数急，男子阳痿嗣难，妇人子宫寒冷、赤白带下、胎前产后，药力神效。

十大功劳浸酒方

当归身三两　淮生地四两　白芍二两五钱　抚芎一两秦艽二两五钱　丹皮一两八钱　川断续一两五钱　金银花二两五钱　米仁六两，炒　枸杞四两　九制首乌四两　木瓜一两，不犯铁　包页肉半斤

上用上好无灰烧酒四十斤，入药浸二宿，隔汤①煮，去火毒，随意饮，能消食去胀②、化痰顺气、壮筋添髓，无不神效，皆和平之药。

---

① 汤：原作"阳"，据丙申石印本改。
② 胀：原作"涨"，据丙申石印本改。

金液回春浸酒方

专治诸虚百损，滋肾水，降心火，大健脾胃，添精髓，壮筋骨，润肌肤，聪耳目，并①益气和血，开心定智，延年益寿。此酒性味温而不热，清而不浊，和平之药也。

当归三钱，冷用　牛膝五钱，去芦　大生地五钱，酒洗　大熟地五钱，酒洗　天冬三钱，去心　麦冬三钱，去心　人参二钱，坚实　何首乌五钱，如法蒸制　补骨脂三钱，炒香　杜仲五钱，去丝，酥炙　橘红五钱　白茯苓三钱，去皮　川巴戟三钱，去心　菟丝子三钱，蒸捣　虎胫骨五钱，酥炙　广木香五钱　砂仁三钱，去壳　上好沉香三钱，打碎　白豆蔻二钱，净仁　南五加皮三钱　真仙茅三钱，泡去黑水　威灵仙净，三钱　白术土炒，三钱　真川椒去目，二钱　黄柏酒炒，三钱知母三钱，酒炒　真郁金三钱，打碎

上药打碎，盛绢袋内，用上好烧酒四十斤，酒内加蜂蜜四斤，再加龙眼肉四两更妙。将药悬入坛内，坛口封固，用文武火煮二炷香时取出，埋土内五日去火毒，然后任用。歌曰：金液四春酒，蓬莱三岛友，若还遇此方，定是长生叟。

八珍浸酒奇方

此方生血固精，舒筋健步，延年益寿。

---

① 并：原作"目"，据丙申石印本改。

当归四两　生地四两　五加皮六两　核桃肉二两　红枣肉半斤　黑豆三合　枸杞四两　龙眼肉四两

用烧酒三十斤，浸煮三炷香为度，随意饮之，酒酸一夜甜。每缸用炒过石灰二两　甘草三分　草乌一分

共研细末入缸内，不酸更加酸甜。

神仙延寿丹

此丸能补精养血，黑发乌须，绵延寿考。制酒功同①。

天门冬二两　麦门冬二两　远志二两　山药二两　巴戟二两　赤石脂二两　车前子一两　石菖蒲一两　柏子仁一两　白茯苓一两　川椒二两　熟地黄二两　生地一两　枸杞一两　泽泻一两　杜仲二两　菟丝子二两　肉苁蓉四两　当归二两　牛膝二两　地骨皮一两　五味子一两　山茱萸一两　人参一两

上依法泡制为末，炼蜜成丸，如桐子大，每服三五十丸，或温酒或盐汤送下俱妙。百日之后，颜色鲜明，永不衰弱，须发白而返黑，齿落再生，不论八八，强健不痿，眼光四射，行走如飞。

扶桑至宝丹

制酒功同②。

桑叶三斤，拌去枝梗，水洗净，要嫩叶，晒干为末，三两

---

① 制酒功同：原无，据丙申石印本补。
② 制酒功同：原无，据丙申石印本补。

348

白茯苓三两五钱　人参二两，乳浸，晒干　天门冬八两，去心
麦门冬　当归　大生地　大熟地　甘枸杞　牛膝各八两

　　共为细末，用井、河水各二碗，煮黑芝麻八两，取
一碗汁，用炼蜜和丸，如桐子大，每服百丸，早用盐水
送下，晚用酒下。如冬月不用蜜丸，用芝麻煮红枣，去
皮核，净肉为丸，采取桑叶，要五月六日、六月六日、
九月重阳，修合时忌鸡犬。

痞积诸症总论

　　丹溪曰，积聚癥瘕不一，积者停蓄之总名也。宜以
在中、在左、在右分治。凡块乃有形之物，气不能形，
痰与食积、死血而已。在中为痰饮，在右为食积，在左
为死血。大法咸以软之，坚以削之，行气开痰为主。久
痞及年老者大约不宜妄动，虚损人亦不宜乱治，而孕妇
尤不宜治，治痞恐伤其胎也，慎之慎之。有此症者，大
宜。忌气恼及冷物、发气等项，不然恐再犯难治。

治痞积方

　　不拘何膏药，用二张，以一张揭开用白信细末五分
糁之。小儿止用三分。再以一张贴上，将背面贴患处，以
布包好，数日化为水矣。治皮里膜外者效尤速。如贴膏
药后腹中胀闷，乃痞积将散，须服枳壳八分　大腹皮一
钱，盐水洗　苏梗八分　厚朴一钱二分　青皮一钱　莪术八分
山楂二钱　乌药六分　香附一钱五分　宿砂五分　广木香三分

水二碗，煎八分，空心服，服三四剂自愈。

又方　生鹅血杀时乘热，好酒泡滚，尽量冲服，随症新久多寡自消化无形，病深多服数次。

痞块熨法　以葱蜜同捣，摊在布上，贴于患处，用熨斗微火熨，用之痞立下。

又松香四两，水煎干，蓖麻子肉二两捣烂，皮硝五钱，共捣为膏，摊布上，量痞大小摊之，贴时加麝二厘，痞消膏自落。

又青油一斤，密陀僧六两，即煅银炉底研极细末，先以油熬数刻，次下密陀僧及羌活末两余，将成膏再下阿胶五钱，麝香二钱，候滴水成珠，不粘手为度。熬法不可过嫩过老，但春冬宜软，秋夏宜硬。随患大小摊贴，无不立消。

又[①]诸物食积作痛方

白术　茯苓　制半夏各一两　萝卜子二钱　山楂肉一两五钱　陈皮五钱

蜜丸弹子大，空心服，米汤送下，每服一丸。

腹内痞块食积胀痛方

用野芋头一名仙人掌，与野芋同种，但此种叶较小，略似茨菇叶，有尖　磨烂，和糯米粉淡煮羹，每早食一茶盏，不用油盐，不过服十日，其积自消，并不作吐泻，甚妙。

---

①　又：丙申石印本作"治"。

腹中痞积方

观音柳即垂丝柳。

煎汤露一夜，五更空心饮，数次痞自消。

食积血痞方

木贼草末三四分，白汤空心服即消，年远不过二服。痞满下坚如盘者，用枳实一钱，炒，白术三钱，水一钟，煎七分，温服。

消痞方

独头蒜　穿山甲　真蕲艾等分，穿山甲洗净，瓦上煅成灰，研细，又将艾揉碎匀舂入蒜内摊成薄饼，照痞大小贴之，线香一炷为度，痞大味数宜量加。

酒积方

官料白酒药炒燥碾细，清晨白汤调下三钱二三分服，即愈。

诸虫积方

苦楝根向东不出土者佳，去皮及骨四两　使君子去壳片，二两　生姜三两，切片

作一服，水五碗，煎至三碗，去渣再熬至一碗，加白蜜四两，又熬至一碗，露星月下，次早空心热服，如一次难服可分三五次，须择朔日服，不吐不泄，令虫从大便中成团出，少则一服，多则二服，除根。

诸虫作痛方

口中必有清涎流出，汤饮不能下，危在旦夕者，用乌梅、花椒、生姜煎汤服。

又方　芦荟二钱，使君子肉四两，雷丸四两，苦楝根向东生者，一两五钱，白芜荑五钱，仁炒，鹤虱草五钱，槟榔五钱，共研末，砂糖为丸，每丸重三钱，五更猪肉汤调一丸服，即愈。

追虫去积方

大黄　槟榔　木香　黄连此味夏月倍之

等分研末，每服三钱，白滚水送下，治痢尤效。

贪食茶叶、壁泥、浮炭、石灰、生米等。此症皆属有虫，用炒芝麻一碟，拌雄黄末三分　始服白汤送下，三日后只吃炒芝麻，服半月自愈。

又方　生榧一斤　每日蘸砂糖食数十粒，以食尽为度，或兼使君子肉四五枚，半生半熟同食更效。

贪食茶叶面黄方

每日空心吞川椒百粒，白汤送下，自愈。切不可食半粒者，食则杀人。

消痞偏方

取皮硝入鸡腹中，煮食痞即消。

治痞膏方

用大蓖麻去壳一百五十个，槐枝七寸，香油半斤，二味入油内浸三日夜，熬至焦，去渣，入飞丹四两，成膏再入井中浸三昼夜，取出，先以皮硝水洗患处，贴之即愈。

增补治痞方

夫痞癖皆缘内伤过度，气血横逆，结聚而生，初起腹中觉有小块，举动牵引作疼，久则渐大成形，甚者翕翕内动，斯时必气血衰弱，饮食减少，内服阿魏化痞散。

川芎　当归　白术　赤茯苓　红花　阿魏　鳖甲尖酥炙，研，以上各一钱　大黄八分，酒砂　荞麦面一两，微炒

共为末，每服三钱，空心好酒一茶钟，调稀服，三日后，腹疼、便出脓血为验，忌生冷腥晕等味。

跋^①

医者自《素》、《灵》而下，不啻汗牛充栋，其间虽备医药之理，而无六经之定法。汉儒张仲景著《伤寒论》，始创三百九十七法、一百十三方，大开法门。匪特专治伤寒，凡百杂病皆不出六经之外，治法亦在其中，乃万法之祖也。今世之医，一贯寥寥，稍遇疑难之症，一无所据。叩之以病属何经、当用何法、宜主何方？乃茫然莫对矣。虽穷年皓首，究何益哉！故必熟读仲景原文，揣摩六经证治而后胸有成竹，是为确论也。汉幼年未遂，游幕于黔楚，又值兵狄而频年病累，孤馆寻思，时搜诸家医集，悉心研究，皆不外乎仲景六经之法也。后阅喻嘉言《尚论篇》、《寓意草》，深悉其意也。越十年后，遂得薄官于江南。甲子金陆克复赵公于运河堤工往来，又越三十年矣。知之者问而必达，不知者无敢妄询，兢兢业业，誓无所欲。汉今年六十有三，应当退处。春正来浦，得蒙松峻帅知遇之恩，赏委文案，自愧才疏，未能称职。一夕坐谈，交出《厚德堂集验方萃编》一书，嘱其校对，以便续行于世。汉悉心细阅，乃先老大人慎修公之手录也。合订四本，分门别类，条条精考，

---

① 跋：此跋原无，据丙申石印本补。

方方详明，论阴阳表里之虚实，参寒暑温补之升降，六经分辨，五脏六腑无不备悉，更论阴阳之造化，参坎离之运用，人所有难长者，盖世之验方，诸书罕有比①论。若非公正心诚意，孜孜以济世为心，刻刻研究，日积月盈，集千百方，分经辨络，视如指掌，辑诸家之精华，归成一函，以示准绳于后学，便于利济于世，岂非一大菩提心，苦修说法救世，使无疾苦颠连之患？其为君子仁人之德明矣，是故厚德必有厚福。易曰：厚德载物，是无疆也。是为序。

光绪二十二年岁次丙申仲秋上瀚后学江右临清杨凌汉谨跋

---

① 比：疑作"此"。

出版说明

　　中医古籍文献是中医药学继承、发展、创新的源泉，然而，中医古籍文献的整理研究工作，特别是对珍本古医籍全面系统的挖掘、整理研究工作一直较为薄弱。所以，《中医药事业发展"十一五"规划》明确提出："系统开展文献整理研究，重点对 500 种中医药古籍文献进行整理与研究。"基于此，我社策划了"100 种珍本古医籍校注集成"项目，重点筛选出学术价值、文献价值、版本价值较高的 100 种亟待抢救的濒危版本，珍稀版本以及中医古籍中未经整理排印的有价值的，或者有过流传但未经整理或现在已难买到的版本，进行点、校、注的工作，进而集成出版。

　　珍本古医籍整理出版是中医药继承创新的基础，是行业发展的必需。对中医古籍文献的整理出版工作既可以保存珍贵的中医典籍，又可以使前人丰富的知识财富得以充分的研究与利用，广泛流传，服务于现代临床、科研及教学工作。为了给读者呈献最优秀的中医古籍整理作品，我社组织权威的中医文献专家组成专家委员会，选编拟定出版书目；遴选文献整理者对所选古籍进行精心校勘注释；成立编辑委员会对书稿认真编辑加工、校对。希望我们辛勤的工作能够给您带来满意的古籍整理作品。

"100种珍本古医籍校注集成"项目得到了国家中医药管理局、中国中医科学院有关领导和全国各地的古籍文献整理者的大力支持，并被列入"十二五"国家重点图书出版规划项目。该项目历时两年，所整理古医籍即将陆续与读者见面。在这套集成付梓之际，我社全体工作人员对给予项目关心、支持和帮助的所有领导、专家、学者表示最真诚的谢意。

中医古籍出版社

2012 年 3 月